HIGH PERFORMANCE
LIFE SUPPORT COURSE Level 1

高效能生命支持

基础课程

主编
杨志伟 潘曙明 吴 韬

上海科学技术出版社

图书在版编目（CIP）数据

高效能生命支持基础课程 / 杨志伟，潘曙明，吴韬主编. -- 上海 : 上海科学技术出版社，2024. 10.
ISBN 978-7-5478-6795-2
Ⅰ. R605.974
中国国家版本馆CIP数据核字第2024FT0716号

高效能生命支持基础课程

主编 杨志伟 潘曙明 吴 韬

上海世纪出版（集团）有限公司
上 海 科 学 技 术 出 版 社 出版、发行
（上海市闵行区号景路 159 弄 A 座 9F-10F）
邮政编码 201101 www.sstp.cn

开本 787×1092 1/16 印张 6
字数：120 千字
2024 年 10 月第 1 版 2024 年 10 月第 1 次印刷
ISBN 978-7-5478-6795-2/R·3088

内容提要

本书是高效能生命支持（high performance life support，HPLS®）基础课程（Level 1）的教学用书，基于如何提高复苏团队在心脏骤停（cardiac arrest，CA）初期开展高效的急救，就课程涵盖的两大核心内容展开介绍：其一是高效能心肺复苏（high performance CPR，HP-CPR™），针对提高心肺复苏质量的6个单项技能进行解析；其二是高效能急救团队（healthcare provider team resource management，HP-TRM™），分别介绍不同人员配置情况下复苏团队的基础和进阶急救操作流程，包括两人、三人高效能复苏团队基础急救流程，以及两人、三人高效能复苏团队进阶急救流程。

本书可协助医疗人员理解并掌握HPLS®的操作原理和精髓，结合HPLS®课程的操作训练，将理论和技术转化成在真实急救情境中运用的能力，进而有效提升急救质量，为患者争取最佳的存活率和存活质量。

编者名单

主　编

杨志伟　潘曙明　吴　韬

副主编

杨文硕　李　欣　严　佳　丁　敏　李　彬

编　委

（姓氏笔画排序）

付　杰　汤璐佳　李静洁　陈　迟　陈怡绮　陈晓霞　钱　欣

鸣　谢

上海市医学会急诊医学专科分会

台北中华紧急救护技术员协会

心脏骤停急救质量提升之路

心脏骤停因其致残率和致死率高，严重危害人类健康。近年来，随着国内急救医疗体系的不断发展和完善，心脏骤停复苏成功率较前有所提高，但复苏后存活率及达到良好神经功能预后比例未见明显改善。《中国心脏骤停与心肺复苏报告（2022年版）》揭示了当前心脏骤停的现状与挑战，调查显示我国经紧急医疗服务接诊的院前心脏骤停（OHCA）发病率为97.1/10万，发病比例较前升高，但患者出院存活率为1.2%，神经功能预后良好率为0.8%。我国院内心脏骤停（IHCA）的出院存活率为9.4%，与西方发达国家的出院存活率（OHCA为8%~10%，IHCA为15%~34%）相比仍有较大差距。上述调查数据显示，我国对于心脏骤停患者的救治质量和预后，亟需进一步提高。

国家卫生行政部门一直特别重视心脏骤停患者的救治，在《关于开展全面提升医疗质量行动（2023—2025年）的通知》（国卫医政发〔2023〕12号）中提出，提升急诊治疗的要求，规范医疗机构强化院前医疗急救与院内急诊的无缝衔接机制，畅通院前医疗急救与院内急诊信息等，特别是强化心血管疾病、心脏骤停等急危重症患者的多学科协作救治机制，从而提升患者救治效果。2024年国家卫生健康委员会办公厅印发的《急诊医学专业医疗质量控制指标（2024年版）》共16项质量控制指标，其中与心脏骤停患者抢救密切相关的质量控制指标有4项，包括心肺复苏（CPR）质量监测率、心脏骤停复苏成功率、复苏成功后昏迷患者目标体温管理实施率、体外膜肺氧合辅助心肺复苏（ECPR）实施时间（中位数）。其中，CPR质量监测率主要监测按压质量，如按压深度、按压频率和生理指标监测（如呼气末二氧化碳分压），对于心肺复苏过程性指标的监测有助于优化心肺复苏质量、提高复苏成功率。

心脏骤停的救治，因其存在高度的时间依赖性，救治过程强调及时和有效。关于提高心脏骤停患者生存率的重要策略，一是加强日常的急救复苏培训，并形成一定的“肌肉记忆”；二是对参与心脏骤停患者急救过程中不同环节的人员进行分类，包括普通民众、院前急救团队、院内急诊团队或急救复苏团队等。医疗人员因其职务不同，在急救时存在执行操作的权限差别，如医生、护士、急救员（或急救车司机）等，需根据不同人员组成的急救复苏团队，分层级设置并开展急救复苏训练，以符合从培训到实际工作运用的转化。

心脏骤停导致患者全身多系统受累，因此患者的救治从以挽救患者生命为目标的初始急救，到后续恢复脑及其他重要脏器灌注等的救治需要，涉及多学科团队共同协作。自2023年起，我国提出了心脏骤停中心（cardiac arrest center，CAC）的概念，旨在为心脏骤停患者提供综合集束化治疗策略，从而改善患者生存结局。因此，心脏骤停急救复苏的培训对象和内容，也应包括相关学科团队成员和相应内容，如心血管内外科、麻醉科、创伤外科等。

医疗从业人员除了原先常规接受的心肺复苏培训和考核以外，应针对提高心肺复苏质量进行强化训练，且根据心肺复苏质量监测数据来检验培训成效。同时值得注意的是，急救复苏团队在实际工作中往往出现团队配合和应对流程上的问题，且通常无法仅通过心肺复苏技术培训来弥补。

因此，我们需要这样的课程，针对不同人员组成的急救复苏团队可实施性和根据不同复苏阶段的不同救治需求，来综合设置相应的培训内容；同时考虑临床实际运用，以常见的临床情况和资源配置来开展训练，避免造成仅存在于“考试”的高质量复苏。我很高兴看到“高效能生命支持课程”的推出，该课程基于以上多重需求进行了设置，以期成为医疗人员在原有基础心肺复苏技能培训后，更强有力地提升复苏质量的训练内容。同时，课程中急救流程训练和考核，均以复苏团队的形式进行，也是对目前缺少针对医疗团队训练的标准化课程，起到一定扩充作用。

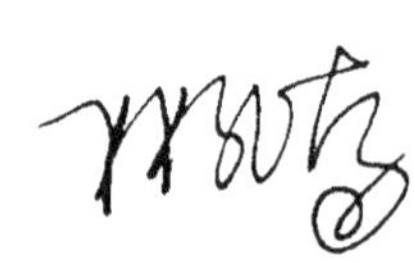

海军军医大学第二附属医院急诊、重症医学科教授

上海市急诊医学质量控制中心主任

2024年7月

前言

心肺复苏（cardiopulmonary resuscitation，CPR）是每一位医疗人员都必须熟练掌握的重要技能。在患者出现心脏骤停的危急时刻，能否执行高质量的CPR，往往是患者能否存活的关键。然而，如何在急救现场全程保持高质量的急救，并不是一件容易的事；在急救现场，医疗人员通常以团队形式开展急救，因此急救质量的提高，不仅需要训练团队成员具备高质量的CPR技术，更需要针对团队成员之间的配合技巧和能力进行训练。

高效能生命支持课程（high performance life support，HPLS®）就是针对如何让医疗复苏团队执行高效和高质量的急救而设计的。HPLS®的基础课程（Level 1）和进阶课程（Level 2）着重于提高复苏团队在心脏骤停急救初期开展高效的急救措施，挽救患者的生命，并为良好的预后争取时机。此两阶段课程将整合高效能CPR单项技术训练和高效能复苏团队综合演练，并根据急救现场不同人员组成的复苏团队，提出优化的人力资源管理策略。课程的目标是在每一环节都达到高效能，并通过量化各项急救指标来达到客观上的高质量。

高效能生命支持课程由来自国际心肺复苏联盟（International Liaison Committee on Resuscitation，ILCOR）、台北中华紧急救护技术员协会、上海市医学会急诊医学专科分会的急诊学术专家，以及来自全国各地院前急救中心和院内的急救专家共同制定和开发。课程内容基于符合国际急救标准，整合亚太模拟教育学专家的教学经验，同时结合我国大部分急救复苏实际情况和资源配置情况，就相关操作流程和应对策略进行细化，以保障学习者从学习到实际运用的转化。

期许共同努力，让每一个垂危的生命都能得到最好的救护。

编者

2024年7月

专业术语缩写词英汉对照

AED	automated external defibrillator	自动体外除颤仪
CA	cardiac arrest	心脏骤停
CCF	chest compression fraction	胸外按压比例
CPP	coronary perfusion pressure	冠状动脉灌注压
CPR	cardiopulmonary resuscitation	心肺复苏
$ETCO_2$	end tidal carbon dioxide	呼气末二氧化碳
HPLS®	high performance life support	高效能生命支持课程
HP-CPR™	high performance CPR	高效能心肺复苏
HP-TRM™	healthcare provider team resource management	高效能急救团队
IHCA	in-hospital cardiac arrest	院内心脏骤停
NIRS	near infrared spectroscopy	近红外光谱
OHCA	out-of-hospital cardiac arrest	院前心脏骤停
OPA	oropharyngeal airway	口咽通气道
PEA	pulseless electric activity	无脉性电活动
PPE	personal protective equipment	个人防护装备
pVT	pulseless VT	无脉性室性心动过速
ROSC	return of spontaneous circulation	恢复自主循环
SGA	supraglottic airway	声门上呼吸道
VF	ventricular fibrillation	心室颤动

目录

HPLS ‖ 1

高效能生命支持概述

学习目标

※ 理解高效能生命支持课程的核心目标。
※ 了解心肺复苏质量标准的相关研究。
※ 掌握全球心肺复苏指南高质量心肺复苏的各项标准。
※ 掌握心肺复苏质量监测的常用方法。
※ 掌握胸外按压比例（CCF）的重要性。

学习方式

※ 理论授课。

1.1 高效能生命支持课程的核心目标

背景	
	高质量的心肺复苏（cardiopulmonary resuscitation，CPR）是所有医疗人员，包括院前医疗急救、院内急诊的紧急处置及院内急重症快速反应小组的核心技能之一，也是评估医疗急救质量的关键指标之一。

高质量的心肺复苏（cardiopulmonary resuscitation，CPR）是所有医疗人员，包括院前医疗急救、院内急诊的紧急处置及院内急重症快速反应小组的核心技能之一，也是评估医疗急救质量的关键指标之一。

2020年，全球心肺复苏相关指南中针对院前心脏骤停（out-of-hospital cardiac arrest，OHCA）、院内心脏骤停（in-hospital cardiac arrest，IHCA）的高阶急救技能操作建议，包含胸外按压、正压通气、电击除颤、气管插管及注射急救药物等。

但是，要在急救现场全程保持高质量的急救操作，并不是一件容易的事情，更何况急救过程是在分秒必争、同时执行多任务的高压环境下执行（生死瞬间、家属情绪、旁观群众……）。

因此，为了能够使急救措施达到高效能，医疗人员必须具备相关技能且熟练运用，将日常急救操作技能转化为真实情境下解决问题的能力，能够在每一个环节确保急救操作的高质量，并确保团队成员间的无缝协作与合作，才能够在高压环境下，全程展现高效能的急救质量，为患者争取最高的存活率和最佳的生存质量。

高效能生命支持课程的核心目标：

- ✧ 高效能心肺复苏（HP-CPR®）
- ✧ 高效能急救团队（HP-TRM™）

高效能生命支持（high performance life support，HPLS®）为心脏骤停（cardiac arrest，CA）的初始急救设置了一种可测量、追求卓越的操作技能，并结合优秀的团队协作从而促进复苏团队达到高效能的急救质量。

高效能生命支持课程将CPR各项量化指标作为指引和反馈依据，采用刻意练习的学习策略，将急救操作转化为肌肉记忆，在客观上达到高效能的急救。

高效能生命支持课程包含以下两个核心目标。

- ✧ 核心目标一：高效能心肺复苏（high performance CPR，HP-CPR™）。以急救过程的CPR质量量化指标为依据，从中提取急救过程中影响CPR质量的因素，提升急救质量量化指标的6项技术性技能（technical skills），并优化其操作模式，引导学员针对各项技能进行刻意练习，促进学员在急救现场能达到并维持高质量心肺复苏的标准。
- ✧ 核心目标二：高效能急救团队（healthcare provider team resource management，HP-TRM™）。在同时执行多任务、时间有限的急救现场，需要优化管理现场的资源，包含人力资源、环境设备、信息管理、冲突管理、状况察觉等。通过在模拟情境下针对上述各项非技术性技能（non-technical skills）进行刻意练习，促进急救人员在具备HP-CPR™技能的同时能实现通力合作，成为高效能急救团队。

1.2 回顾高质量心肺复苏的标准

背景	从2010年起，全球心肺复苏相关指南将心肺复苏操作流程由“叫-叫-A-B-C”修订为“叫-叫-C-A-B”，并强调CPR质量的重要性。“叫-叫”指呼叫患者、启动急救。根据具体情况“叫”指代的内容也有所不同，可以是呼叫急救复苏团队支持，也可以是大声告知团队成员立即实施急救等。“C-A-B”分别代表的是胸外按压（chest compressions）、开放气道（airway）和人工通气（breaths）。 根据全球心肺复苏相关指南强调的六大质量目标，整合为口诀——“用力压、快快压、胸回弹、莫中断、2分换、不过气”。这些原则指出，按压深度应至少为5 cm，速率应为每分钟100~120次，并应确保胸部完全回弹。此外，按压中断时间应尽可能缩短，且每2分钟应更换按压者。最后，应避免过度通气，以免增加胸腔内压，进而造成回心血量减少。 下述汇总全球心肺复苏和急救相关指南，回顾高质量CPR的各项标准。
用力压	**用力压——胸外按压的深度至少5 cm** 胸外按压深度的标准，从4~5 cm、至少5 cm、5~6 cm，到2018年修正为至少5 cm[1]。 根据相关实证研究显示，按压深度为4~5.5 cm（尖峰4.56 cm）时，患者的存活率最高[2]。用力压可使胸腔内压增高，让血液从心脏和肺部输出，运送至脑部及全身器官，故良好的按压可提升心脏输出量和血压。

快快压	**快快压——胸外按压的频率100~120次/分** 推荐胸外按压速率为100~120次/分。 2012年相关研究显示，按压速率在125次/分以下时，患者恢复自主循环（return of spontaneous circulation，ROSC）率达到最佳[3]。如按压速率太快易造成按压深度不足，因此按压速度以100~120次/分为佳，可能最利于患者存活[4]。
胸回弹	**胸回弹——胸廓完全回弹** 胸外按压者在每次往下按压与让胸廓回弹之间，勿施加压力在患者身上。 急救过程患者的胸廓是否完全回弹是最容易被忽视的质量指标，在训练或急救过程中难以观察并量化。然而胸廓完全回弹可降低胸腔内压力，使回心血量增加，提高冠状动脉压力，进而增加心脏本身的供血量。 另外从实证得知，按压者掌根离开患者胸部速率越快（≥400 mm/s），可让心脏骤停患者存活率越高且预后越好。[5]
莫中断胸外按压比例（CCF）	**莫中断——控制按压中断的时间小于10秒** 胸外按压中断时间，除自动体外除颤仪（automated external defibrillator，AED）分析外，不可超过10秒（如执行气管插管）。 胸外按压作为心脏输出的动力来源，直接影响冠状动脉及脑部血液灌注量，故急救过程应尽量减少中断。以院前急救为例，有研究显示当患者为可电击心律时，胸外按压比例（chest compression fraction，CCF）约60%时，即有较好的存活率；若心律为不可电击，CCF约90%能实现最高的恢复自主循环率[6, 7]。以亚洲人为例，发现心脏骤停患者的不可电击心律超过80%，故CCF接近90%可能有助于患者存活。在院前急救过程中，对于因放置自动心肺复苏机、置入辅助呼吸道或除颤仪分析心率等所造成的按压中断时间的认知，存在普遍不足的情况[8]。 ✧ 胸外按压比例（CCF）的定义：急救过程中连续按压的时间比率，如急救过程为600秒，连续按压时间为480秒，CCF即为480/600=80%。

2分换	**2分换——每2分钟更换胸外按压人员** 相关研究显示，医护人员执行胸外按压的时间与正确按压（适当深度和位置）比率之间的关系，按压1分钟的正确比率可近90%，2分钟后则下降至近70%，3分钟后更是下将至低于40%[9]。 急救团队每2分钟更换胸外按压人员，目的就是维持高质量的胸外按压。2018年相关急救指南提出，“每2分钟更换胸外按压者，施救者疲倦时可提早更换”[1]。
勿过气	**勿过气——控制通气量，勿过度通气** 2005年全球心肺复苏相关指南提及，急救流程中不要过多通气；自2010年将CPR的操作顺序从“叫-叫-A-B-C”改变为“叫-叫-C-A-B”。若过度通气会造成胸腔内压提高，降低回心血量，进而减少下一次按压的心输出量。 2004年有研究团队针对动物进行CPR通气研究，发现每分钟通气12次的组别，近90%存活；而每分钟通气30次的组别，仅10%左右存活[10]。 2010年全球心肺复苏相关指南提出，急救时通气量为6~7 mL/kg，以65 kg计算为400~500 mL。另有研究显示，给予较少的通气量，患者存活后有较好的神经系统功能[11]。 2019年全球心肺复苏相关指南提出，成人急救时通气以看到患者胸部起伏即可[12]。 综上所述，急救过程的通气，以看到患者胸廓有起伏即可，不要过度通气。

1.3 心肺复苏质量监测

心肺复苏质量监测技术	心肺复苏质量评估和监测也是确保复苏效果的重要环节，实时的质量监测和反馈，有利于复苏团队进行评估和及时修正操作或救治策略，从而促进并提升复苏质量。 心肺复苏质量监测的方法多种多样，包括胸外按压反馈、呼气末二氧化碳监测（end tidal carbon dioxide，$ETCO_2$）、冠状动脉灌注压（coronary perfusion pressure，CPP）监测、近红外光谱（near infrared spectroscopy，NIRS）对于脑灌注情况的监测等。 通过研究诸多的复苏质量监测方法，结果表明并没有一种方法是完美的，可能存在监测数据所示意义的局限性、操作条件的限制性和监测数据受其他因素干扰的可能等。 在心脏骤停急救初期，复苏团队的首要操作包括：实施高质量的按压、通气、判断，以及必要时执行电击操作。因此在心肺复苏质量监测方法的选择上，推荐使用操作简便、可连续监测且具备客观数据提示的方法。 以下介绍目前常用于心肺复苏急救初期的质量监测方法。

胸外按压反馈	胸外按压反馈，可监测并实时反馈胸外按压的深度、频率、回弹等情况是否达到相应标准（即上文中提到的高质量心肺复苏的标准）。 ✧ 通常此类设备具备保存和下载数据的功能，不仅在训练中应用，也可在实际施救过程中应用，进行提示、促进改进，达到提升胸外按压质量的目的。 ✧ 使用时机和方式：推荐在按压初始，由非按压者（比如通气者）进行设备的准备，并配合按压者放置。即将监测感应端（贴片），贴于按压位置对应的患者胸部皮肤上。
呼气末二氧化碳监测	呼气末二氧化碳（$ETCO_2$）监测，不仅可以监测通气情况，还能反映循环功能和肺血流情况，起到监测心肺复苏质量的作用。 ✧ 2015年全球心肺复苏相关指南指出，对于未建立进阶呼吸道的患者，不推荐使用$ETCO_2$数值进行心肺复苏质量的监测；对于已经建立进阶气道和实施高质量心肺复苏的患者，其$ETCO_2$的监测数值<10 mmHg，提示当前的心肺复苏质量不佳，以及当前执行的心肺复苏质量不具备患者恢复自主循环的条件[13, 14]，应该尝试提高心肺复苏质量，如增加胸外按压的深度和频率。 ✧ 使用时机和方式：推荐在置入进阶呼吸道后，在固定置管时将$ETCO_2$监测端，安装在进阶呼吸道与球囊之间。

1.4 检视心肺复苏执行现况、改善急救效能

向更高的CCF迈进，目标CCF值超越90%

现行的急救教育培训和训练，虽然在认知上传达了CPR质量的重要性，并提供了CPR质量目标与原则，然而即使是训练有素的医护人员，也难以在实际情况中达到最高质量的CPR表现。

以急救现场进行2分钟CPR为例，检视目前常见CPR操作的CCF，使用AED分析的过程中断按压约10秒，在尚未有进阶呼吸道之前按压和通气以30∶2比例进行急救，每次通气约中断按压4秒（2分钟急救过程为6~7次通气，假设以6次计算共24秒），合计中断时间约为34秒，故CCF为72%（86/120）。如急救过程中有其他按压中断时间，CCF可能降至70%或以下。

经由高效能心肺复苏专业训练的培训后数据统计，CCF可接近90%，在使用手动除颤仪时CCF更可达90%以上。

高效能心肺复苏训练可显著减少急救中断时间，并有效提升急救者按压深度，保持按压速率（100~120次/分），改善按压后患者胸廓回弹和适量通气。

参考文献

[1] Duff JP, Topjian A, Berg MD, et al. 2018 American Heart Association Focused Update on Pediatric Advanced Life Support: An Update to the American Heart Association Guidelines for Cardiopulmonary Resuscitation and Emergency Cardiovascular Care[J]. Circulation, 2018, 138(23):e731-e739.

[2] Stiell IG, Brown SP, Nichol G, et al. What is the optimal chest compression depth during out-of-hospital cardiac arrest resuscitation of adult patients?[J]. Circulation, 2014, 130(22):1962-1970.

[3] Idris AH, Guffey D, Aufderheide TP, et al. Relationship between chest compression rates and outcomes from cardiac arrest[J]. Circulation, 2012, 125(24):3004-3012.

[4] Idris AH, Guffey D, Pepe PE, et al. Chest compression rates and survival following out-of-hospital cardiac arrest[J]. Critical Care Medicine, 2015, 43(4):840-848.

[5] Kovacs A, Vadeboncoeur TF, Stolz U, et al. Chest compression release velocity: association with survival and favorable neurologic outcome after out-of-hospital cardiac arrest[J]. Resuscitation, 2015, 92:107-114.

[6] Vaillancourt C, Everson-Stewart S, Christenson J, et al. The impact of increased chest compression fraction on return of spontaneous circulation for out-of-hospital cardiac arrest patients not in ventricular fibrillation[J]. Resuscitation, 2011, 82(12):1501-1507.

[7] Christenson J, Andrusiek D, Everson-Stewart S, et al. Chest compression fraction determines survival in patients with out-of-hospital ventricular fibrillation[J]. Circulation, 2009, 120(13):1241-1247.

[8] Wyckoff MH, Greif R, Yang C-W, et al. 2022 International consensus on cardiopulmonary resuscitation and emergency cardiovascular care science with treatment recommendations: summary from the basic life support; advanced life support; pediatric life support; neonatal life support; education, implementation, and teams; and first aid task forces[J]. Circulation, 2022, 146(25):e483-e557.

[9] Hightower D, Thomas SH, Stone CK, et al. Decay in quality of closed-chest compressions over time[J]. Ann Emerg Med, 1995, 26(3):300-303.

[10] Aufderheide TP, Sigurdsson G, Pirrallo RG, et al. Hyperventilation-induced hypotension during cardiopulmonary resuscitation[J]. Circulation, 2004, 109(16):1960-1965.

[11] Beitler JR, Ghafouri TB, Jinadasa SP, et al. Favorable neurocognitive outcome with low tidal volume ventilation after cardiac arrest[J]. Am J Respir Crit Care Med, 2017, 195(9):1198-1206.

[12] Cobb L, Copass MK. 10 STEPS for improving survival from cardiac arrest[M]. 2nd Edition. Global Resuscitation Alliance, 2019.

[13] Sutton RM, French B, Meaney PA, et al. Physiologic monitoring of CPR quality during adult cardiac arrest: a propensity-matched cohort study[J]. Resuscitation, 2016, 106:76-82.

[14] Link MS, Berkow LC, Kudenchuk PJ, et al. Part 7: adult advanced cardiovascular life support: 2015 American Heart Association guidelines update for cardiopulmonary resuscitation and emergency cardiovascular care[J]. Circulation, 2015, 132 (18 Suppl 2): S444-S464.

HPLS ‖ 2

高效能心肺复苏单项技能

学习目标

※ 掌握以下6项高效能心肺复苏（HP-CPR™）单项技能。

- ○ 急救前准备。
- ○ 按压前悬停。
- ○ 全回弹按压。
- ○ 通气不过量。
- ○ 30∶2零时差。
- ○ 10∶1不中断。

学习方式

※ 分段讲解、视频示范。

※ 分组操作。

列表的阅读说明和图示

本部分将针对高效能心肺复苏（HP-CPR™）的六项单项技能进行逐一说明，包括操作的时机、项目、急救人员依序操作或同时操作内容说明，并在每个单项技能说明中，详细讲解其原理及注意事项。

◎ 本部分将使用图示、操作内容列表的形式，解析每一个单项技术。

◎ 将分别罗列出“按压者”和“通气者”不同的操作内容。

◎“按压者”和“通气者”的操作内容，分为以下两种顺序：

- ○ 先后顺序：如两者操作内容是先后发生的，将呈现上下分布。
- ○ 并列顺序：如两者操作内容是同一时间发生的，将呈现左右并列分布。

◎ 操作内容特殊描述：双引号“*斜体*”，表示口述的内容。

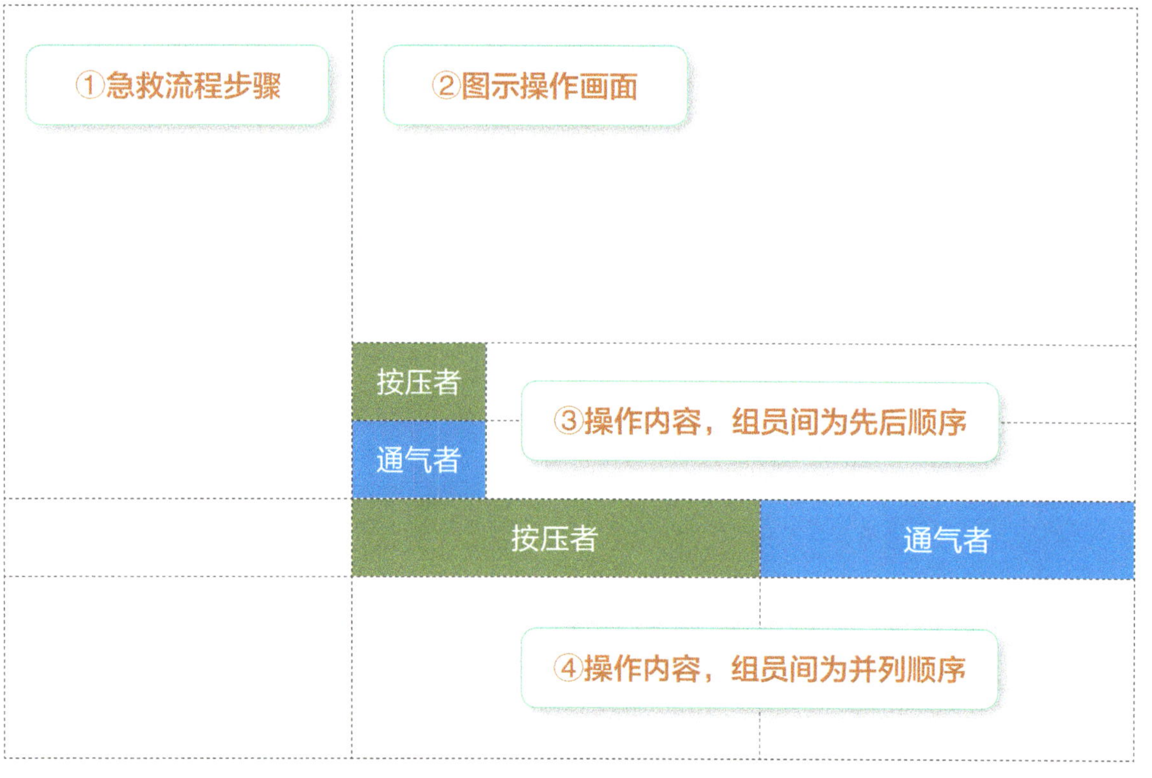

2.1 急救前准备

升级高效能心肺复苏单项技能：急救前准备	
时机：到达现场急救前准备	
1. 任务分工	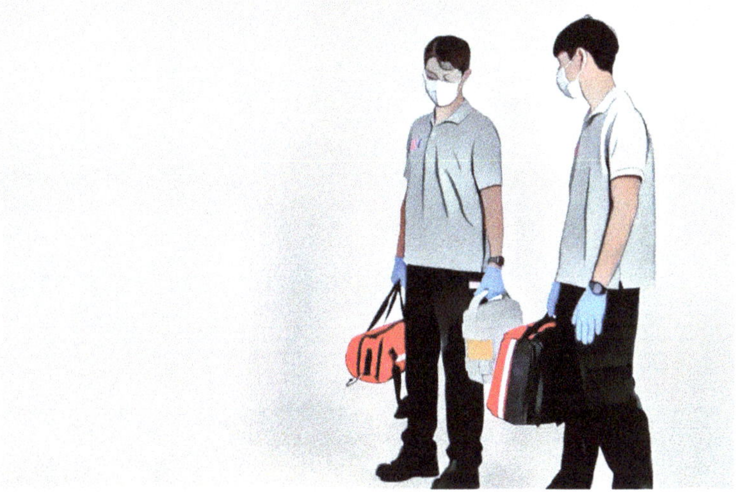
	任务分工： ◎ *“如果发现患者没有意识，请你检查患者的呼吸及脉搏”* ◎ *“如果患者有意识或意识不清，请你询问患者家属（或目击者）相关的病史，并测量生命体征”*

升级高效能心肺复苏单项技能：急救前准备

时机：到达现场急救前准备

2. 确认现场安全及表明身份

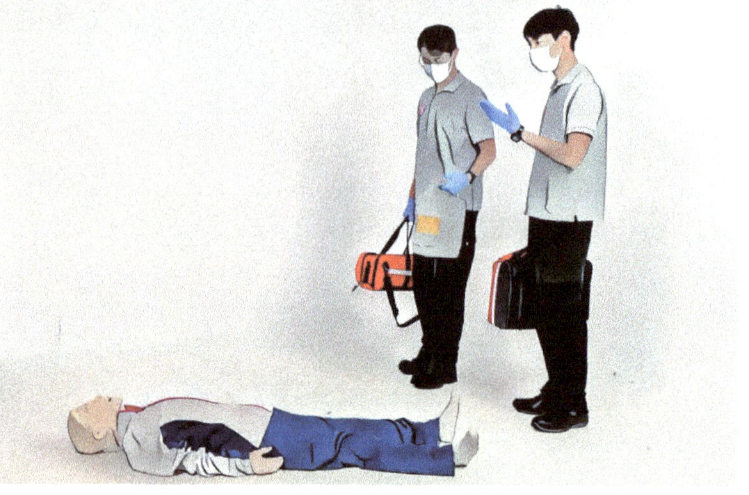

◎ 评估现场安全，执行个人防护

◎ 呼叫并表明身份，“*先生（女士），我们是 120，我们来帮您*”

3. 评估意识

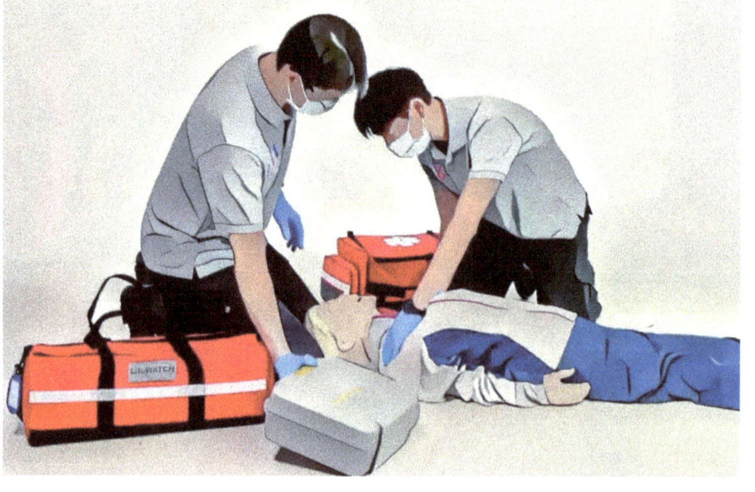

按压者	◎ 靠近患者呼叫，并双手拍打患者两侧肩膀，确认患者对于声音、拍打均无反应
通气者	◎ 位于患者头侧，放置急救包及氧气设备

升级高效能心肺复苏单项技能：急救前准备

时机：到达现场急救前准备

4. 评估呼吸及脉搏

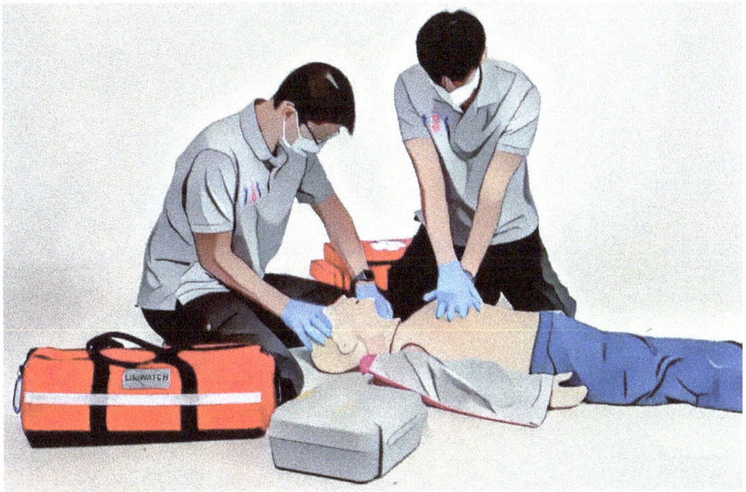

按压者	通气者
◎ 将患者上半身衣服移除 ◎ 双手交叠，悬停在患者胸骨与两乳头连线交界处的胸部上方	评估患者颈动脉搏动和呼吸： ◎ 左手压额右手抬下巴 ◎ 右手从下巴往下移至患者气管侧边2~3 cm，喊出“*评估脉搏及呼吸1003、1004……1007*”

升级高效能心肺复苏单项技能：急救前准备

时机：到达现场急救前准备

5. 开始按压

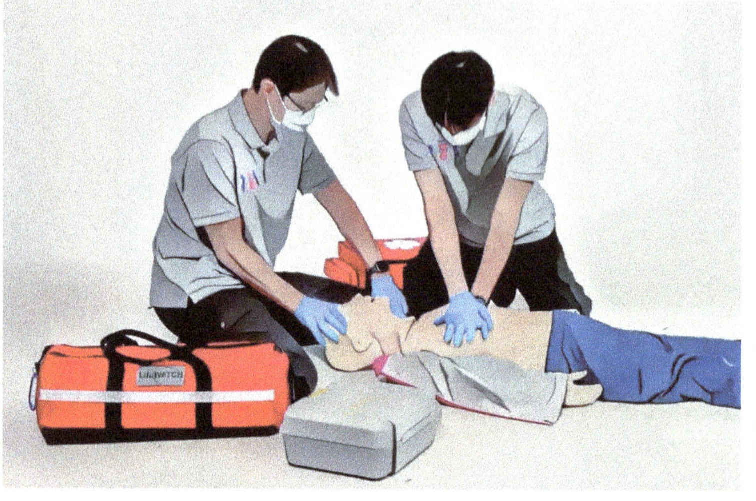

当患者无呼吸、无脉搏时

通气者	◎ 喊出“*患者 OHCA/IHCA*”，同时摆手示意按压者开始按压
按压者	◎ 听到通气者提示患者 OHCA/IHCA，立即开始按压

急救前准备说明	
1. 任务分工	◎ 任务分工有助于现场急救流程通畅，通过分工可加速对于患者心脏骤停状态的察觉，并及时启动CPR。 ◎ 在接诊患者前（如在救护车上，或抢救室在心脏骤停患者到达前），即可开始任务分工及提醒注意事项。原则上将患者分为无意识、有意识或意识不清，故分工时说明，患者现场呈现状态A状况（如没有意识）时，通气者操作什么、按压者负责什么；B状况时……
2. 确认现场安全及表明身份	◎ 到达急救现场后，先确认现场是安全的。如现场环境不安全，应迅速将患者转移至安全的地方再进行评估，或必要时请求支持。 ◎ 接近患者并表明自己的身份。
3. 评估意识	◎ 确认患者意识，在真实情况下到达患者身旁是由远及近的过程，可在此过程中即开始评估患者意识。 ○ 靠近患者前，大声呼叫患者。 ○ 如患者没有反应时，边走近边再次呼叫。 ○ 在到达患者身旁时呼叫并拍打患者两侧肩膀。 ◎ 通气者将急救器材放置于靠近患者头侧的位置，方便后续操作。
4. 评估呼吸及脉搏	◎ 确认患者无意识时，按压者将患者上半身衣物移除，以不影响按压及贴除颤电极片为原则，双手交叠悬停在患者胸骨与两乳头连线交界处的胸部上方，作为按压的预备动作，当确定患者无脉搏时，按压者立即开始按压，加速胸外按压开始的时间。 ◎ 通气者同时检查患者的呼吸及脉搏，左手维持压额，右手抬患者下巴将颈部延伸，有助于检查患者颈动脉。 ◎ 通气者左手维持压额，右手从下巴往下移至气管后，移至患者气管侧边2~3 cm（过程如同画一个“L”），这个动作有利于找到患者颈动脉的正确位置。急救人员也可选择惯用的手势。 ◎ 通气者在检查颈动脉搏动时，喊出“*评估脉搏及呼吸*”约2秒，通气者紧接计时1003、1004……1007（1001代表约1秒），确保评估呼吸及脉搏5~10秒。

急救前准备说明	
5. 开始按压	◎ 通气者评估呼吸及颈动脉5~10秒，如患者没有适当呼吸和未触及颈动脉搏动时，喊出“*患者OHCA/IHCA*”，代表患者为院前或院内心脏骤停。 ◎ 按压者已经做好按压准备（手悬停在按压点上方），听到通气者提示患者OHCA/IHCA，立即开始按压。
6. 个人防护	◎ 医疗工作中，规范穿戴个人防护装备（personal protective equipment，PPE）的重要性不容忽视。其主要目的是，减少医护人员感染或受污染的风险，保护医疗人员自身健康；同时防止病原体或污染物的传播、扩散。 ◎ 个人防护装备多种多样，根据防护内容和防护等级进行划分。医疗人员应根据操作环境的风险评估，确定需要穿戴何种个人防护装备，如环境是否存在化学性、放射性污染物或高传染性病原体等情况。“确认环境安全”，包括评估和确认团队成员是否已穿戴符合要求的个人防护装备。 ◎ 医疗人员常见的个人防护装备包括口罩、手套、护目镜、防护面罩、防水围裙、隔离衣和防护服，以及更高级别的呼吸道保护装备，如全面型呼吸防护器或电动送风过滤式呼吸器等。具体使用规范和穿戴流程，请遵照国家卫生健康委员会颁布的相关规定执行。 ◎ 在常规环境下，医疗人员必须在接触患者前，至少穿戴完口罩、手套（医用乳胶手套）、医疗工作服。

2.2 按压前悬停

升级高效能心肺复苏单项技能：按压前悬停

时机：在分析心律和适时执行电击时

1. 悬停手势

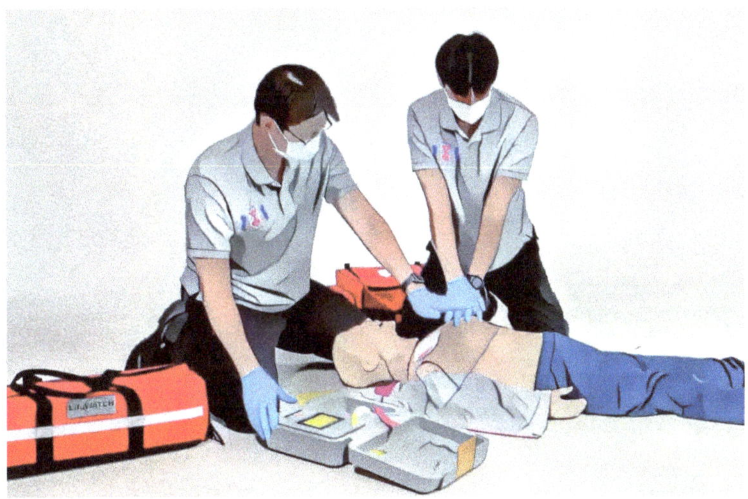

按压者	通气者
◎ 持续按压，直至电击设备分析心律	◎ 打开电击设备开关，贴除颤电极片（除颤仪AED模式下，根据其语音提示），直至分析心律

当电击设备分析心律时

通气者	◎ 喊出“*分析心律，手悬停*”

按压者	通气者
◎ 双手交叠，悬停在患者胸骨与两乳头连线交界处的胸部上方	◎ 先确认无人接触患者，再确认心律是否为可电击心律

<table>
<tr><th colspan="3">升级高效能心肺复苏单项技能：按压前悬停</th></tr>
<tr><td colspan="3">时机：在分析心律和适时执行电击时</td></tr>
<tr><td rowspan="3">2. 确认心律</td><td colspan="2">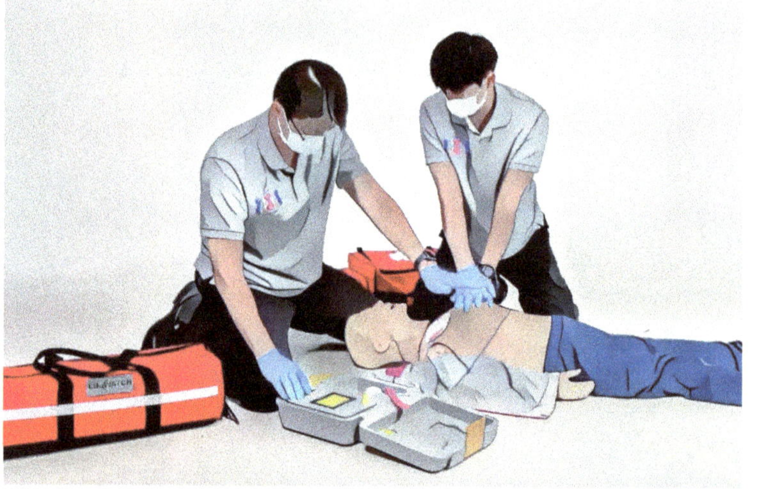</td></tr>
<tr><td>按压者</td><td>通气者</td></tr>
<tr><td>◎ 持续手悬停</td><td>◎ 确认是否为可电击心律
◎ 一手置于电击钮上方，另一手放置于按压者身侧</td></tr>
</table>

升级高效能心肺复苏单项技能：按压前悬停

时机：在分析心律和适时执行电击时

3. 电击或不电击

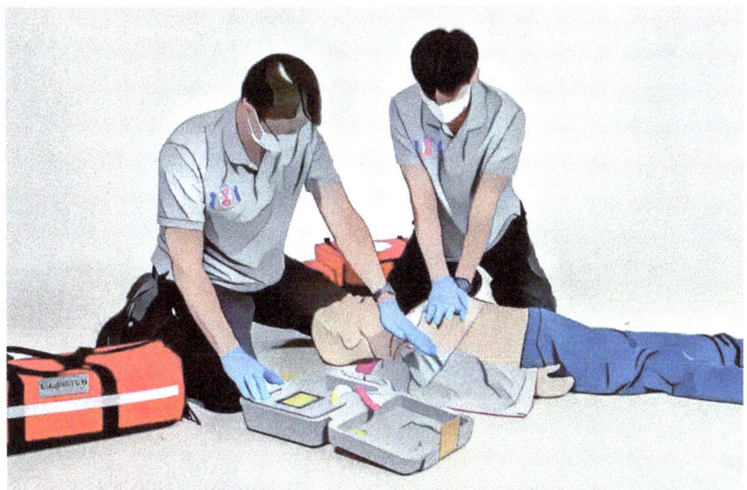

<table>
<tr><th>通气者</th><th>按压者</th></tr>
<tr><td>分析心律，如为
可电击心律</td><td rowspan="4">◎ 当通气者摆手示意按压时，继续按压
◎ 当通气者提示，患者是**不可**电击心律，且**不是**心脏停搏（asystole）时，给予其他必要处置</td></tr>
<tr><td>◎ 喊出“*建议电击心律!*”。待充电完成时，一手按下电击钮，另一手摆手示意按压者继续按压</td></tr>
<tr><td>分析心律，如为
不可电击心律</td></tr>
<tr><td>◎ 喊出“*不建议电击!*”
○ 除颤仪AED模式：语音结束时立即示意按压者继续按压
○ 除颤仪手动模式：即刻示意按压者按压</td></tr>
</table>

通气者	电击或不电击后，如需继续CPR，打开节拍器（设定速率为110次/分），引导按压者听节拍器维持按压速率

按压前悬停说明	
1. 除颤仪的AED模式和手动模式	◎ 医疗用电击设备主要分为两大类：自动体外除颤仪（AED）和除颤仪。其中临床常用的除颤仪包含了两个模式，即除颤仪AED模式和除颤仪手动模式。在HPLS®课程训练中，将介绍除颤仪在两种模式下的操作流程，以及操作电击者与按压者之间的配合要点。 ○ 除颤仪AED模式下的操作：在AED模式下开机后，可提供语音播报，包括提示下一个步骤，并提示开始分析心律和是否为可电击心律。如为可电击心律，设备将自动完成充电，操作者待充电完成后，按电击按钮完成电击。 ○ 除颤仪手动模式下的操作：在手动模式下开机后，设备不会出现语音播报和提示，操作者在分析心律后，如判断为可电击心律，需按充电按钮，设备完成充电后，按电击按钮完成电击。 ○ 在分析心律时，因除颤仪手动模式较除颤仪AED模式的耗时短5~10秒，也就是减少5~10秒的CPR中断时间，因此可提升CCF。
2. 悬停手势	◎ 悬停手势有助于急救过程减少因心律分析与电击中断CPR时间，刚开始按压时，按压者无须报数，且持续不间断按压，直至除颤仪开始分析心律。 ◎ 通气者将除颤仪设置完毕后，直至除颤仪手动模式开始分析心律或除颤仪AED语音提示分析心律时，喊出“*分析心律，手悬停*”。在分析心律时，先确认无人接触患者，以确保心律判读不受干扰，并确保在需要电击时不会伤到他人，紧接着才是确认患者心律。

按压前悬停说明	
3. 分析心律	◎ 电击设备建议放置在患者右侧，使按压者也可看到。 ◎ 在分析心律时，按压者应始终保持按压前悬停，做好按压前准备。 ◎ 通气者需确认是否为可电击心律时，左手放置于按压者前侧，呈预备示意动作。右手的准备动作，在使用不同的除颤仪模式下有以下区别： ○ 在除颤仪AED模式下：右手置于电击钮上方。 ○ 在除颤仪手动模式下：右手置于充电钮上方。 ◎ 为避免按压者因持续按压造成体力下降，进而影响按压质量，在后续分析心律时，两者可互换位置和任务。
4. 电击或不电击	◎ 心脏骤停患者的心律包括以下4种： ○ 心脏停搏（asystole）。 ○ 无脉性电活动（pulseless electric activity，PEA）。 ○ 无脉性室性心动过速（pulseless VT，pVT）。 ○ 心室颤动（ventricular fibrillation，VF）。 其中，**可**电击心律包括心室颤动（VF）、无脉性室性心动过速（pVT）；**不可**电击心律包括心脏停搏（asystole）、无脉性电活动（PEA）。 需要注意的是，目前大部分除颤仪AED模式（包含AED）自动识别和提示建议电击的心律是心室颤动（VF）。 ◎ 通气者分析心律，并提示按压者患者心律情况，需喊出：“*可电击心律/不可电击心律*”，并进行相应的处置。

按压前悬停说明

4. 电击或不电击

◎ 第1次分析心律时，因先前已完成了对于患者脉搏的判断，所以通气者仅需依据心律波型判断是否需要电击，如为**可**电击心律，先执行电击后开始胸外按压；如出现**不可**电击心律，需立刻执行胸外按压。

第1次分析心律时

识别心电图波型	心律	可电击/不可电击	首要措施
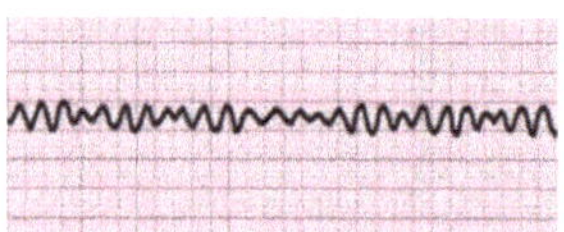	心室颤动（VF）	**可**电击	电击
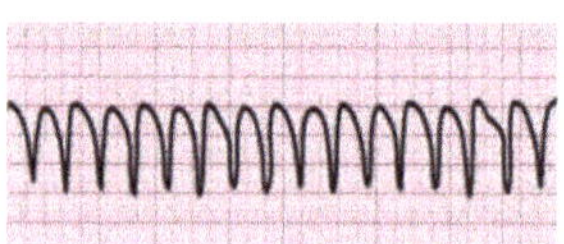	无脉性室性心动过速（pVT）	**可**电击	电击
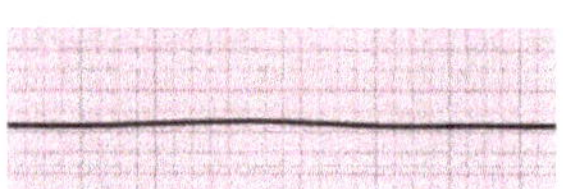	心脏停搏（asystole）	**不可**电击	按压
不是以上三种心律	无脉性电活动（PEA）	**不可**电击	按压

按压前悬停说明

4. 电击或不电击

◎ 自第2次和之后的每次分析心律时，通气者需在识别心电图波型，同时判断患者脉搏，确认患者的心律为可电击心律/不可电击心律，并执行相应的操作。

第2次和之后每次分析心律时

识别心电图波型	判断脉搏	心律	可电击/不可电击	首要措施
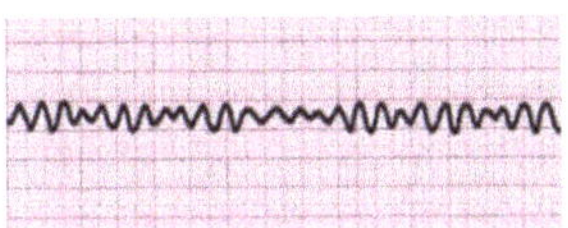		心室颤动（VF）	**可**电击	电击
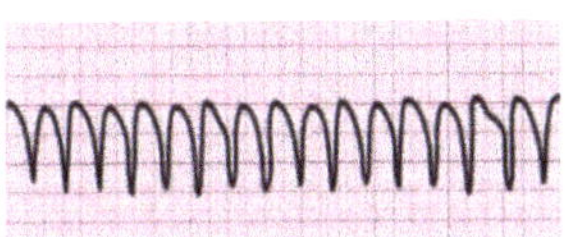	无脉搏	无脉性室性心动过速（pVT）	**可**电击	电击
	有脉搏	室性心动过速（VT）	**不可**电击	检查呼吸
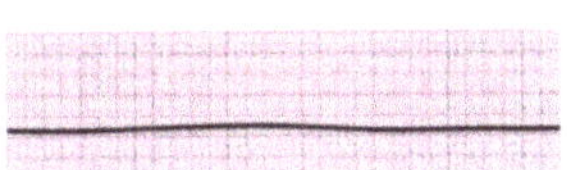		心脏停搏（asystole）	**不可**电击	按压
不是以上三种心律	无脉搏	无脉性电活动（PEA）	**不可**电击	按压
	有脉搏	判读心律	**不可**电击	检查呼吸

◎ 如可触及患者颈动脉搏动恢复，需检查呼吸，必要时给予适当通气，并请按压者协助测量血压及其他生命体征（或开始初步评估）。

按压前悬停说明

4. 电击或不电击

◎ 通气者与按压者相互配合下操作除颤仪进行电击操作，在使用除颤仪AED模式或手动模式下的配合要点如下：

模式	步骤	通气者操作	按压者操作
AED模式	充电	提示按压者，手悬停，喊出“离开”	按压前悬停；待语音结束后，立即按压
	电击	待语音（或电击钮亮闪）提示充电完成，按电击钮，同时摆手示意按压者按压	
手动模式	充电	按充电钮，同时摆手示意按压者立刻按压	按压
	电击	○ 待充电完成，喊出“离开” ○ 按电击钮，同时摆手示意按压者按压	按压前悬停，待电击后，立即按压

◎ 通气者摆手示意的动作不应遮挡按压者观察心律显示界面，也不要拍或推按压者交叠的手，避免按压者因重心不稳而无法实施按压操作。

◎ 通气者在操作电击或不电击后，如评估需继续CPR，可打开节拍器，建议设定速率110次/分，如此按压者可将按压速率控制在100~120次/分。

2.3 全回弹按压

升级高效能心肺复苏单项技能——全回弹按压

时机：进行胸外按压时

全回弹按压

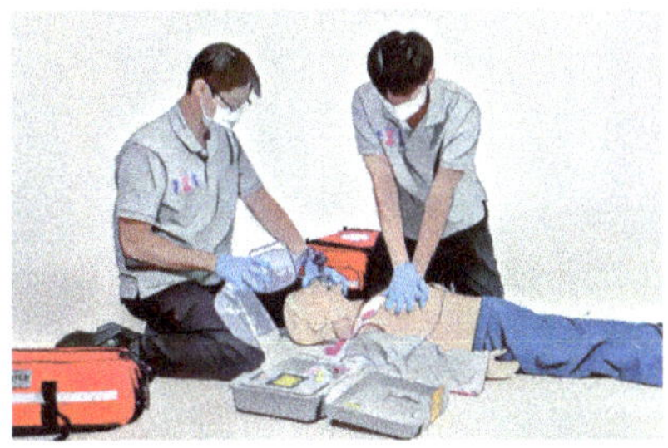

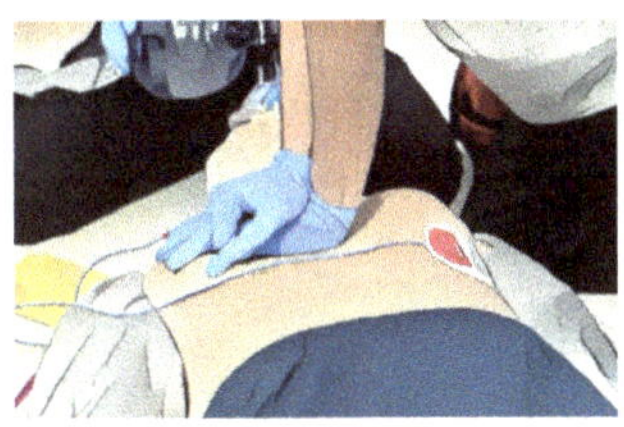

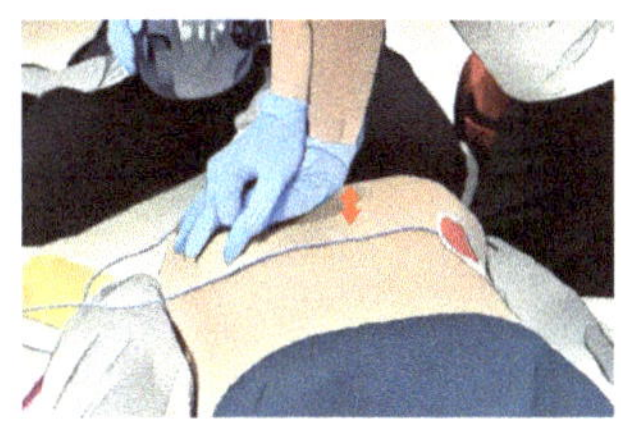

按压者

◎ 按压动作：

- 以手指为定位点（轻贴着患者胸部）
- 掌根往下压5 cm以上
- 往上离开患者胸部约1 cm后，再用自身上半身的身体重量往下按压

◎ 身体姿势：

- 按压者双手伸直
- 双手肘窝均朝前方
- 双膝与肩同宽（或更宽）
- 双膝尽可能靠近患者身体
- 以腰部为支点
- 身体核心需用力
- 向下按压与胸部回弹时间比约为1 : 1

◎ 按压过程报数：

- 每30次的按压过程，从第20次开始报数，喊出“*20、21、22……30*”

全回弹按压说明	
1. 初始训练	◎ 使用全回弹按压可以提升按压回弹率。传统的胸外按压，操作者容易出现掌根惯性保持向下的力，造成患者胸廓无法完全回弹，而全回弹按压可有效改善此问题。 ◎ 按压者第1次操作时，可以依据传统的按压方式操作，按压至第10次左右，开始尝试。
2. 按压动作	◎ 在按压回弹时，掌根离开患者胸部的高度1 cm左右，约为1张平放的卡片可刷过的空间即可。 ◎ 以手指为定位点（轻贴着患者胸部），手指只是在胸部作为定位点，不可用力。 ◎ 注意抬高的高度，避免高度过高造成自身重心不稳，可能在下一次按压时会压到患者肋骨；避免变成弹跳式按压或造成按压者手腕受伤。 ◎ 必须注意操作过程不要以掌根扣压的方式，容易造成操作者手腕受伤，以传统的按压方式进行，按压回弹时让掌根稍离开患者胸部，即可达到全回弹按压。
3. 身体姿势	◎ 按压者按压时将双手伸直，双手肘窝均朝前方且用力，双手可呈笔直状态。 ◎ 双膝与肩同宽（或更宽些），双膝尽可能靠近患者身体，按压时双臂更容易与患者胸壁呈90°。 ◎ 按压时以腰部为支点，臀部适当翘起，以保持自身脊椎伸直，这样双手向下压时，更容易与患者胸壁呈90°。 ◎ 按压回弹时身体的核心需用力，以支撑自身上半身抬起，从而避免手指发力。 ◎ 向下按压与胸部回弹时间比约为1∶1。

全回弹按压说明	
4. 按压报数	◎ 未置入进阶呼吸道前，每30次的按压过程中第1~19次按压过程默念1上、2上……19上（“上”起到自我提示作用，在掌根压下之后应向上抬，离开患者胸廓）。仅默念，避免体力消耗，保持按压律动感即可。 ◎ 按压至第20次开始报数，报数并喊出“*20、21、22……30*”。从第20次开始报数，可提醒通气者，胸外按压30次接近完成。 ◎ 报数20~30次用时5~6秒，如果需要通气可预先准备好，以减少按压中断。

2.4 通气不过量

升级高效能心肺复苏单项技能——通气不过量

时机：正压通气时

通气不过量

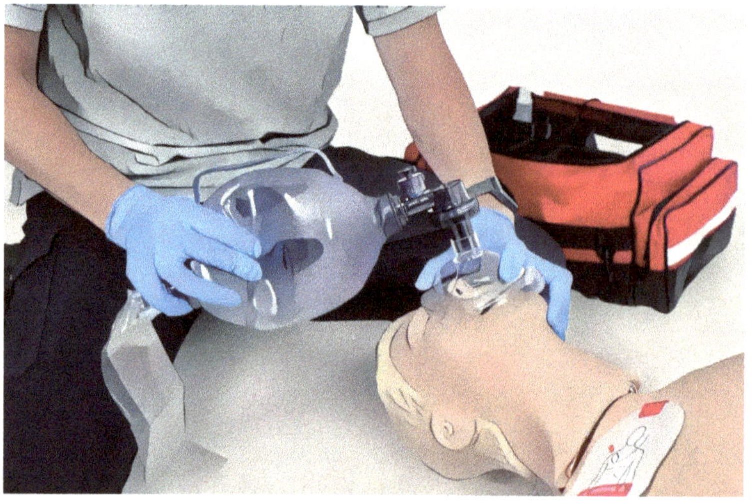

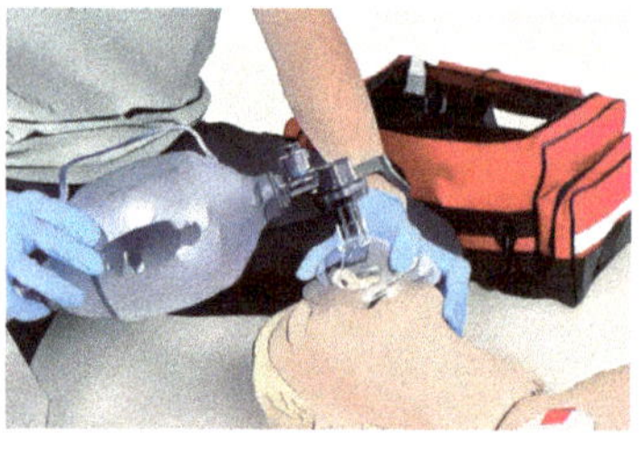

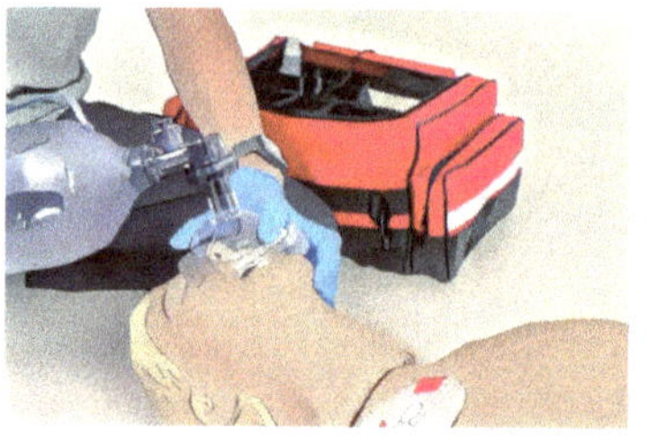

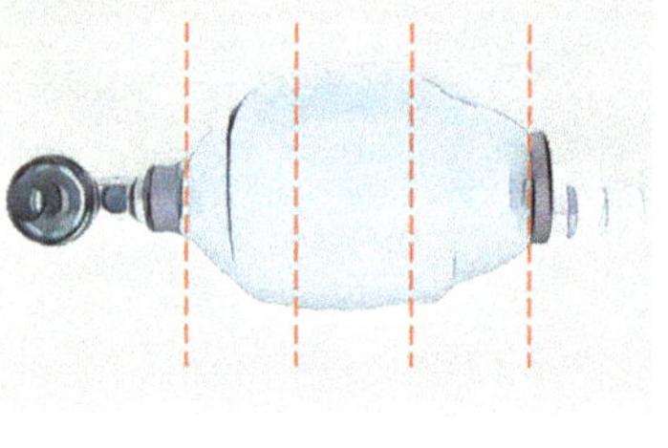

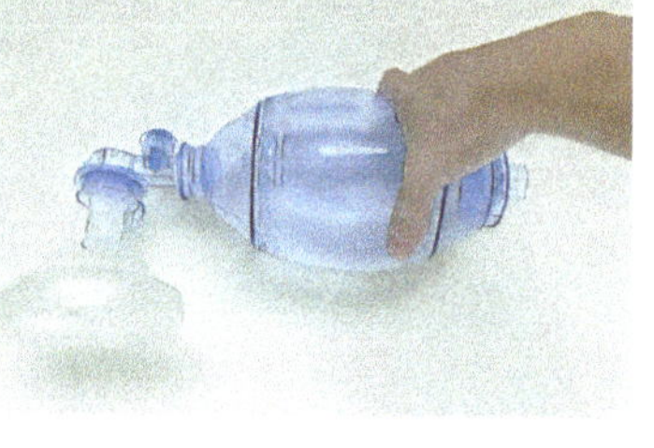

<table>
<tr><th colspan="3">升级高效能心肺复苏单项技能——通气不过量</th></tr>
<tr><td colspan="3">时机：正压通气时</td></tr>
<tr><td rowspan="3">通气不过量</td><td colspan="2">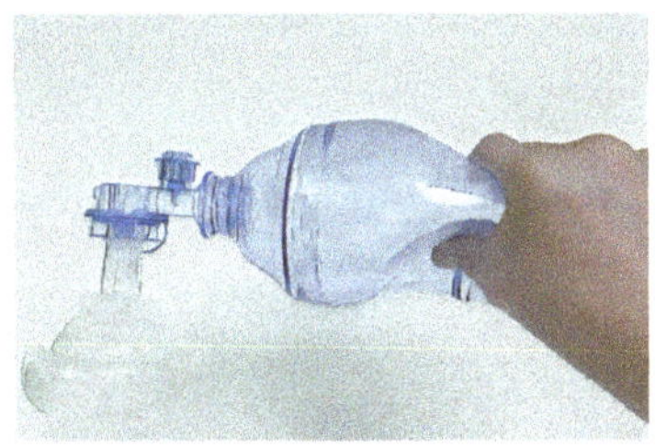</td></tr>
<tr><td>按压者</td><td>◎ 按压报数并喊出“20、21、22……30”后，双手交叠悬停在患者胸部上方</td></tr>
<tr><td>通气者</td><td>◎ 听到按压者报数至20……时：
○ 一手CE手法，扣住面罩和患者下巴，打开患者气道
○ 另一手4指并拢与拇指分开，放置在球囊（简易呼吸器）下1/3球体处（靠近储气袋）
◎ 持续维持患者气道通畅，视线关注患者胸部
◎ 听到按压者报数至30时，立即挤压球囊；同时观察患者两乳头连线以上的胸部有无起伏
◎ 通气时喊出“1001、1002”，每次通气时间约1秒</td></tr>
</table>

通气不过量说明	
1. 可能存在通气过量的情况	◎ 传统挤压球囊的方式仅强调挤压球囊过程中同时查看患者胸部，以患者胸部有起伏作为有效通气的标准，但操作者未特意训练挤压球囊的方式，通常会挤压过多空气进入患者胸腔。 ◎ 需特别注意的是，循证医学显示急救时给予过量气体可能影响患者存活（参见“1.2 回顾高质量心肺复苏的标准”）。
2. 扣球囊面罩	◎ 听到按压者报数至20……，通气者应先暂停其他操作，此时有5~6秒应将球囊面罩扣住患者口鼻，并打开患者气道准备通气。 ◎ CE手法：一手拇指及食指以“C”手势扣住面罩，并往下压，贴合患者口鼻使其贴合；另3指（中指、无名指、小指）以“E”手势扣住患者下巴，打开患者气道，同时保持气道通畅。 ◎ 如女性操作者手掌较小时，可考虑将手掌虎口靠面罩中间往下压，可改善面罩与患者面部贴合度，如下图所示。 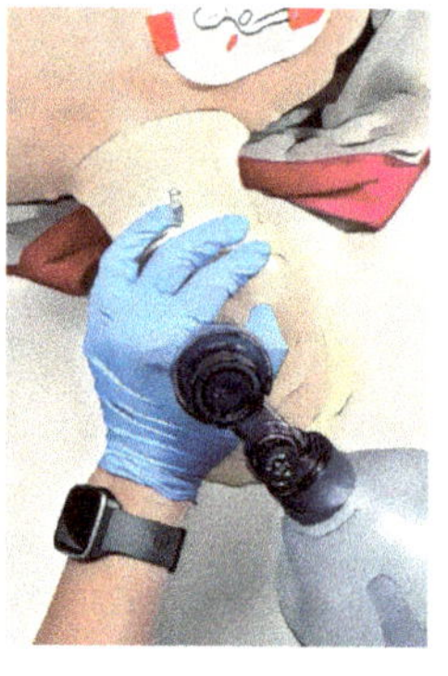

通气不过量说明	
3. 挤压球囊	◎ 操作者目视患者胸部，当听到按压者报数至30时，立即挤压球囊，挤压时4指与拇指接触，同时观察患者两乳头连线以上胸部有无起伏。 ◎ 4指与拇指轻触挤压球囊下1/3球体，可尽量将给气量控制在约500 mL，避免过度通气。
4. 辅助呼吸道的使用——口咽通气道	◎ 放置口咽通气道（oropharyngeal airway，OPA）的目的： ○ 作为常见的辅助呼吸道器械，其主要目的是：维持呼吸道通畅，防止舌根后坠堵塞气道。 ○ 当患者失去意识时，舌头会松弛并滑向咽喉，导致呼吸道阻塞，而OPA可以将舌头推离咽喉，确保呼吸道的开放。
	◎ 尺寸的选择：如下图所示，根据患者口角至耳垂的距离，选择适当尺寸的OPA。 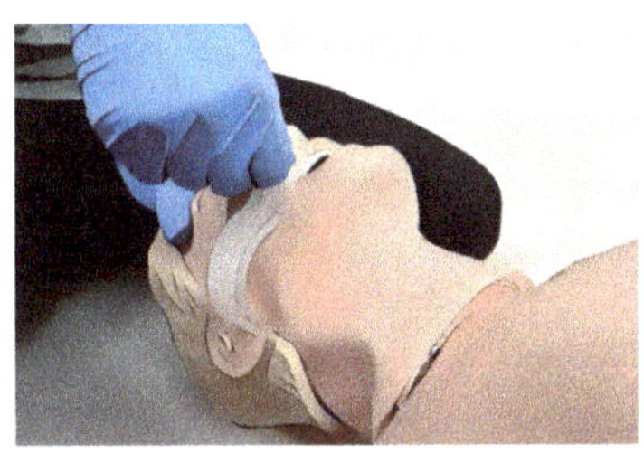
	◎ 置入前准备：确认患者可以张口，上下齿之间至少有2 cm宽度，如有假牙需先移除。

通气不过量说明	
4. 辅助呼吸道的使用——口咽通气道	◎ 反向插入法。 ① 右手固定患者额头，维持患者气道通畅，左手的拇指和食指交叉，打开患者口腔。 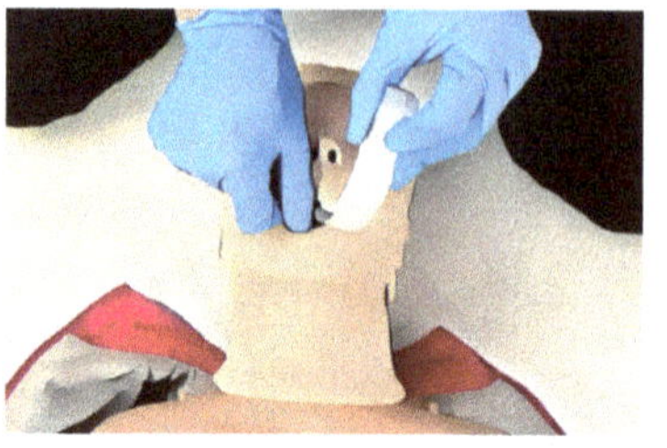
	② 将OPA凹面朝向患者硬腭，沿舌面向患者咽部，温和推进。 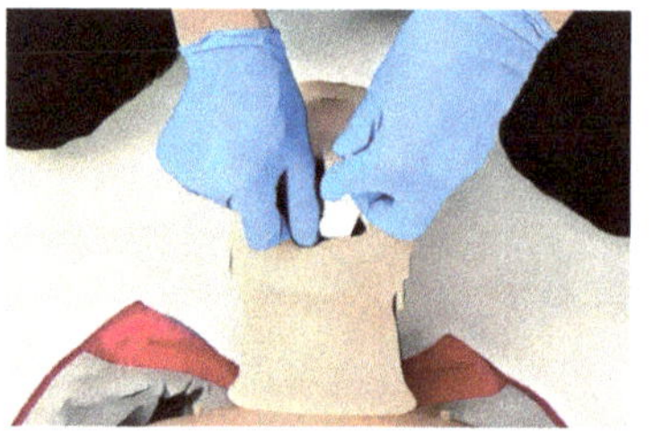
	③ OPA前端接近口咽后壁时，将其旋转180°到位，使舌根推离咽部。 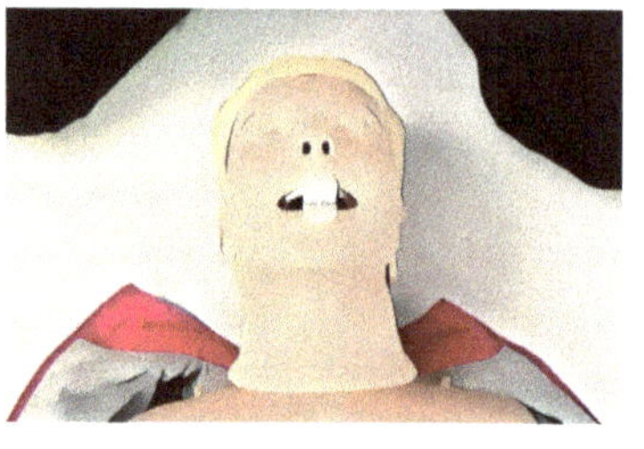
	◎ 可考虑用压舌板辅助口咽通气道置入。 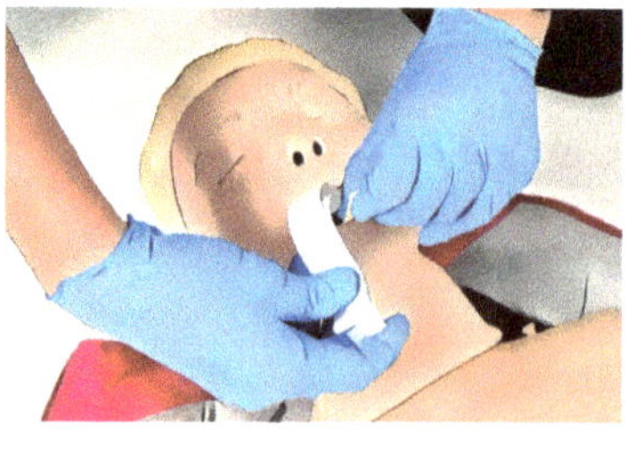

2.5 30∶2零时差

升级高效能心肺复苏单项技能——30∶2零时差		
时机：患者尚未置入进阶呼吸道的按压与通气配合		
1. 零时差	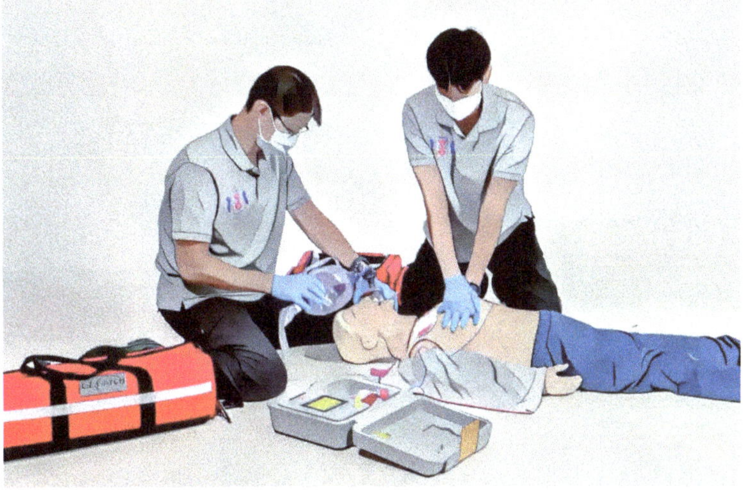	
	按压者	通气者
	◎ 从第20次开始报数 ◎ 喊出“*20、21、22……30*”，按压至第30次时，双手交叠悬停在患者胸部上方，呈预备动作	◎ 听到按压者报数至20时，暂停其他操作，将球囊面罩扣住患者口鼻，并保持气道通畅呈预备动作 ◎ 听到报数至30时，同时挤压球囊，喊出“*1001、1002*”

升级高效能心肺复苏单项技能——30:2零时差

时机：患者尚未置入进阶呼吸道的按压与通气配合

2. 继续按压

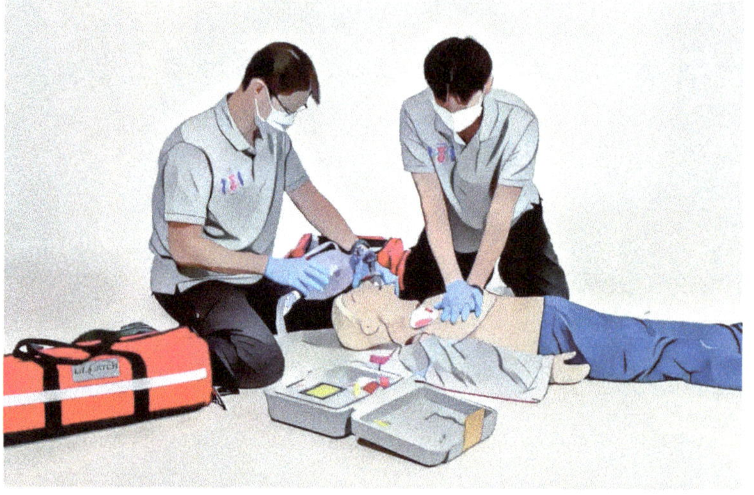

通气者	◎ 挤压球囊，喊出“*1001*、*1002*”
按压者	◎ 听到通气者报数“2”，立即开始胸外按压

30∶2零时差说明	
1. 零时差	◎ 未置入进阶呼吸道前，每30次的按压过程中第1~19次，按压者无需报数，至第20次再喊出“*20、21……30*”。 ◎ 通气者听到报数至20，准备操作球囊。将球囊面罩扣在患者口鼻，并维持气道通畅，待按压者按压及报数“*30*”，同时挤压通气2次，每次通气约1秒，同时目视患者胸部起伏。
2. 继续按压	◎ 通气者挤压球囊时，喊出“*1001、1002*”，按压者听到报数至1002的“2”时，立即开始胸外按压。如此操作可减少不必要的按压中断，每循环30∶2操作时，可节省2~3秒的停顿时间，在未放置进阶呼吸道时，可有效提升CCF。

2.6 10∶1不中断

升级高效能心肺复苏单项技能——10∶1不中断		
时机：置入进阶呼吸道患者的按压与通气配合 **本节将介绍进阶呼吸道之一的声门上呼吸道（supraglottic airway，SGA）**		
1. 准备SGA	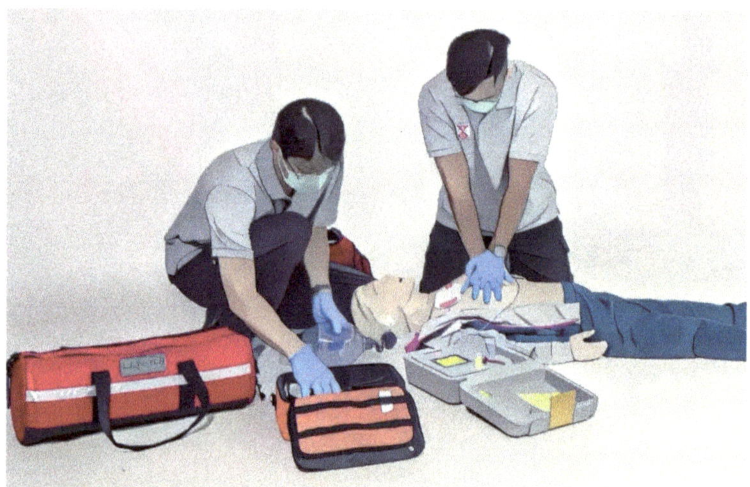	
	按压者	通气者
	◎ 持续全回弹按压，不中断	◎ 按压通气30∶2后，请按压者持续按压不中断 ◎ 将球囊与面罩分离 ◎ 准备SGA及相关耗材 ◎ 润滑SGA

高效能生命支持基础课程

升级高效能心肺复苏单项技能——10:1不中断

时机：置入进阶呼吸道患者的按压与通气配合

本节将介绍进阶呼吸道之一的声门上呼吸道（supraglottic airway，SGA）

2. 放置SGA

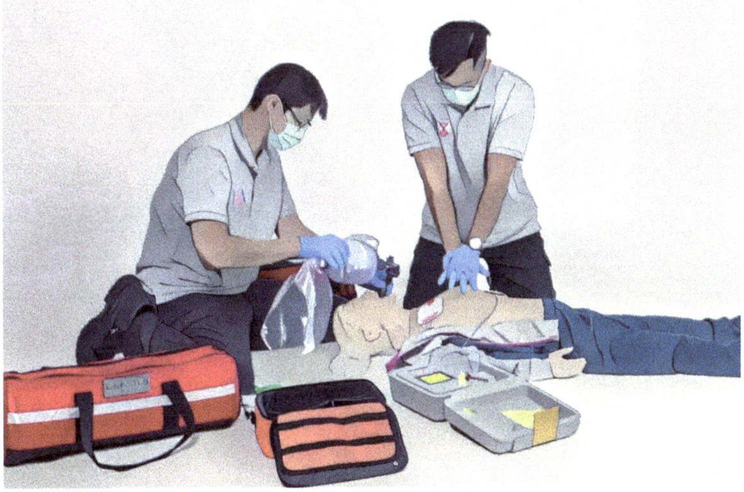

通气者

◎ 保持患者气道通畅

◎ 将SGA置入后，一手保持SGA置入位置；另一手将球囊与SGA连接

◎ 喊出“*通气测试，手悬停*”

按压者	通气者
◎ 按压动作暂停，双手交叠悬停在患者胸部上方，呈预备动作	◎ 待按压者动作暂停后执行通气，并观察患者胸部有无起伏

升级高效能心肺复苏单项技能——10：1不中断

时机：置入进阶呼吸道患者的按压与通气配合

本节将介绍进阶呼吸道之一的声门上呼吸道（supraglottic airway，SGA）

3. 固定SGA

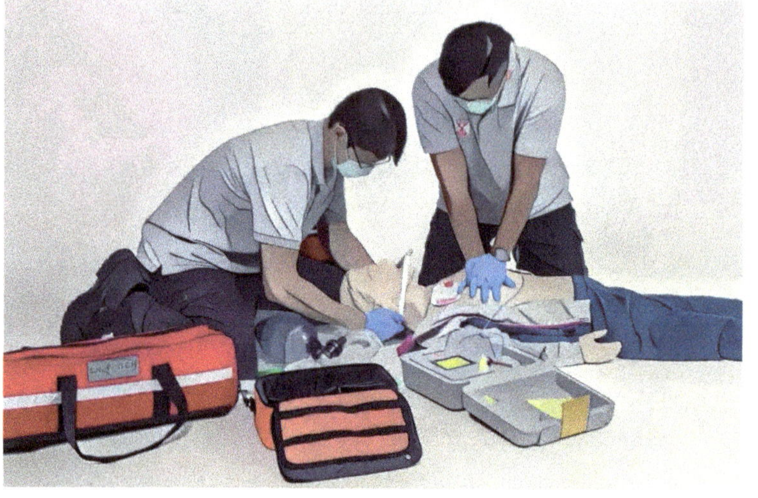

通气者	◎ 在观察到患者胸部有起伏后，喊出*“通气正常”* ◎ 请按压者持续按压不中断 ◎ 将球囊与SGA分离，固定SGA ◎ 连接球囊、SGA和相关管路固定后，喊出“*SGA固定完成，请改10：1*”
按压者	◎ 重新计数，第1~6次无须报数，第7次开始报数，并喊出“*7上、8上、9上、10上*”，以每10次为1个循环，连续按压不中断

升级高效能心肺复苏单项技能——10∶1不中断

时机：置入进阶呼吸道患者的按压与通气配合

本节将介绍进阶呼吸道之一的声门上呼吸道（supraglottic airway，SGA）

4. 10∶1按压通气不中断

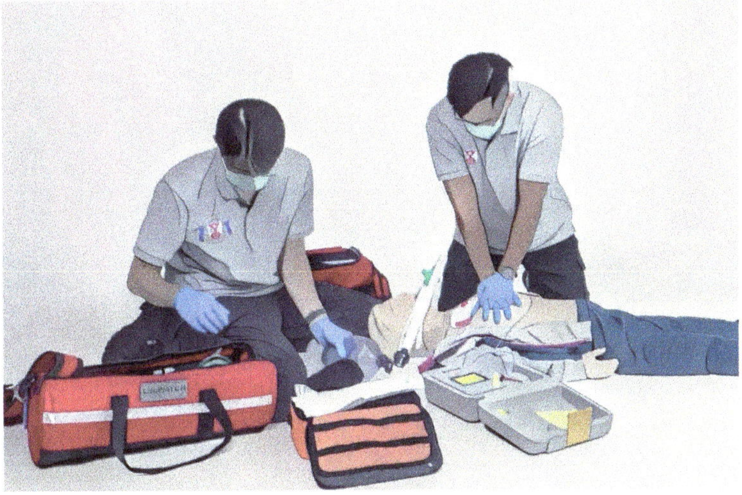

按压者	通气者
◎ 持续全回弹按压，不中断	◎ 听到按压者报数至“7上……”时，一手放置于球囊下1/3处预备 ◎ 当按压者报数“10上”，挤压球囊，并喊出“*1001*” ◎ 重复10∶1通气操作，并连接氧气源，打开流量至15 L/min

10:1不中断说明	
1. 置入SGA的目的	◎ SGA作为一种进阶呼吸道，其主要目的是： ○ 在面罩通气困难而尚未成功置入气管插管的情况时，使用SGA维持通气、氧合。 ○ 尤其在狭小空间实施抢救或对于颈椎稳定性差的患者实施抢救时，使用SGA可以在不移动患者头部的情况下进行气道管理，如能熟练使用SGA将会提高急救效率。 ○ 在心肺复苏期间给患者置入SGA，不仅可以提高CCF，也可降低复苏期间的误吸风险。
2. 选择适当尺寸的SGA	◎ 根据患者的体重来选择适当的尺寸，不同品牌对于SGA适配参数可能有所不同。在日常训练时，需熟悉本机构所用SGA的使用规范。 ◎ 下表以某一款SGA为例，列举患者体重与对应的适配尺寸，仅供参考。 （见下表） ◎ 与尺寸有关的另一个注意事项是，在置入SGA后按照不同尺寸注入相应的气体量。不同品牌SGA关于注入气体量的规范可能也有所不同，以某款SGA为例，其适当的充气量为：(号数-1)x10 mL，如该品牌4号SGA的充气量为30 mL。因此，在日常训练时，对于机构内所用SGA充气量的使用规范，也需要加以熟悉。

患者体重	30~50 kg	50~70 kg	70~100 kg
适配尺寸	3号	4号	5号

10∶1不中断说明	
3. 置入SGA的准备	◎ 先确认患者口中有无异物，在进行2次通气后，请按压者保持持续按压状态不中断。 ◎ 如通气不顺或胸部无起伏时，应考虑患者气道可能有异物，应先将异物移除或抽吸后再进行放置。 ◎ 确认患者可以张口，上下齿之间至少有2 cm宽度；确认患者没有食管咽喉病变，如有假牙需先移除。 ◎ 将球囊与面罩分离呈备用状态，避免在置入SGA后，因一手要维持SGA置入的状态，单手很难将球囊与面罩分离。 ◎ 准备SGA及相关耗材：取出SGA润滑并抽尽气囊内气体。准备相关耗材，包括固定带、氧气连接管、储气袋、过滤器、气道延伸管、润滑剂。避免放置SGA后找不到相关耗材，操作者紧张时可能延迟通气及后续操作。

10：1不中断说明	
4. 放置SGA的流程	◎ 通气者在做好放置SGA的相应准备后，放置SGA。具体步骤如下。
	① 右手执SGA。 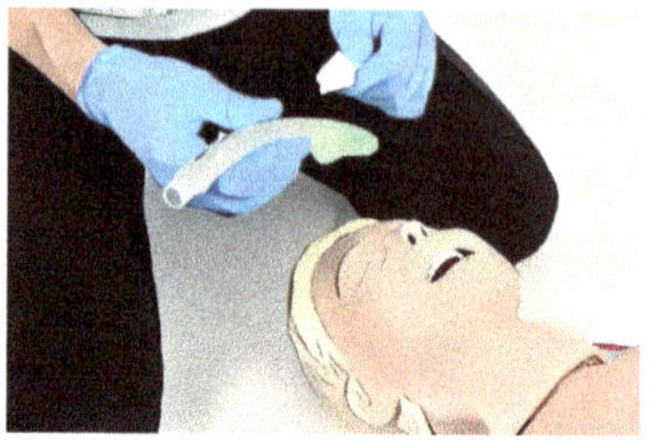
	② 右手固定患者额头，维持患者气道通畅，左手的拇指和食指交叉，打开患者口腔。 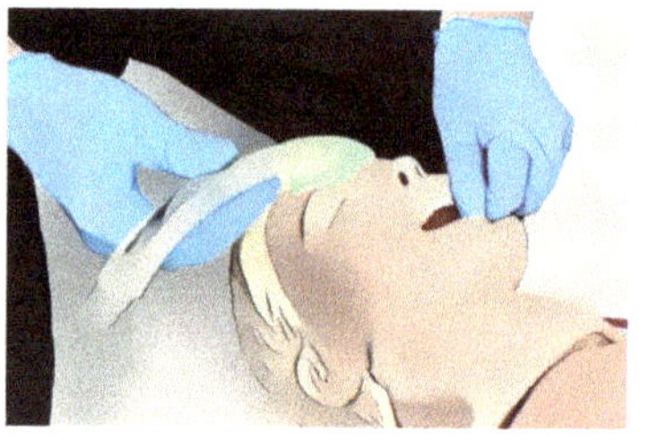
	③ 将SGA面罩前端紧贴上硬颚，再顺着硬颚、软颚滑至咽喉部。 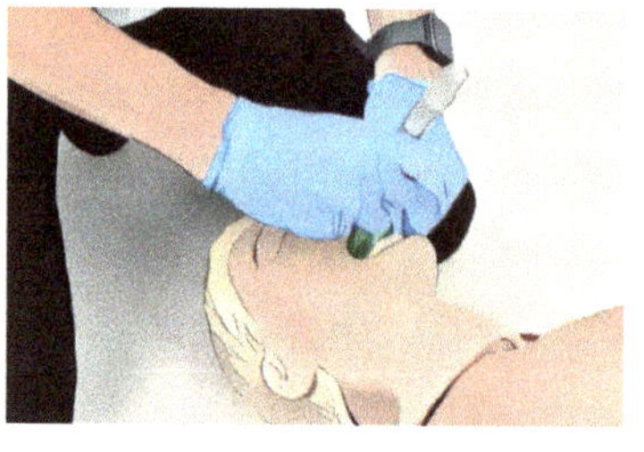
	④ 左手固定SGA，右手给气囊充气。 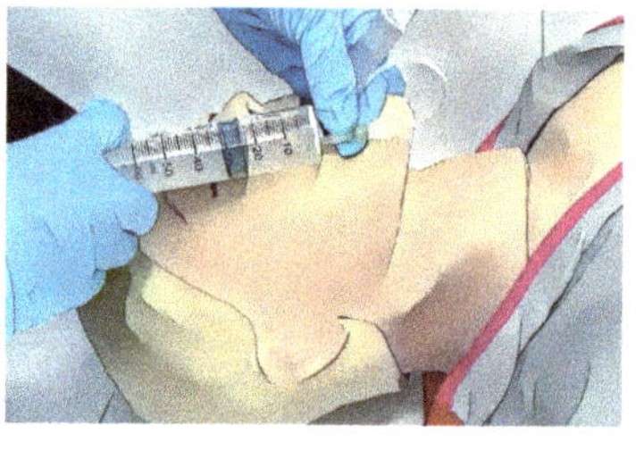

10∶1不中断说明	
5. 固定SGA	◎ 通气者将SGA置入后，需进行1次通气测试，以确定可正常通气后再进行固定。具体操作如下。
	① 通气测试。 ○ 一手固定SGA位置，避免滑出；另一手将球囊连接至SGA。同时，喊出“*通气测试手悬停*”。 ○ 确认胸部有起伏，代表置入成功。喊出“*通气正常*”。 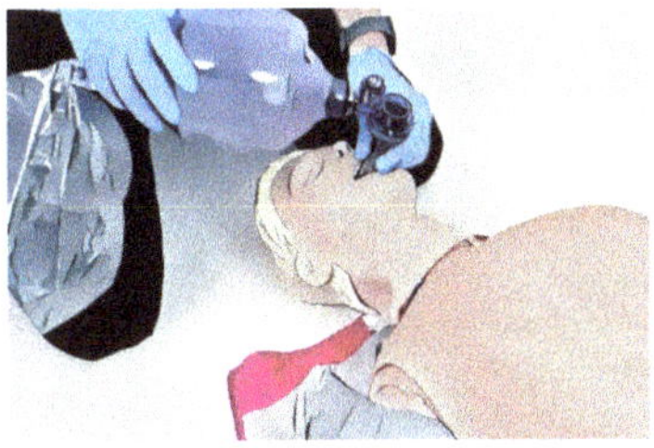
	② 请按压者继续按压不中断，同时用固定带将SGA固定住。 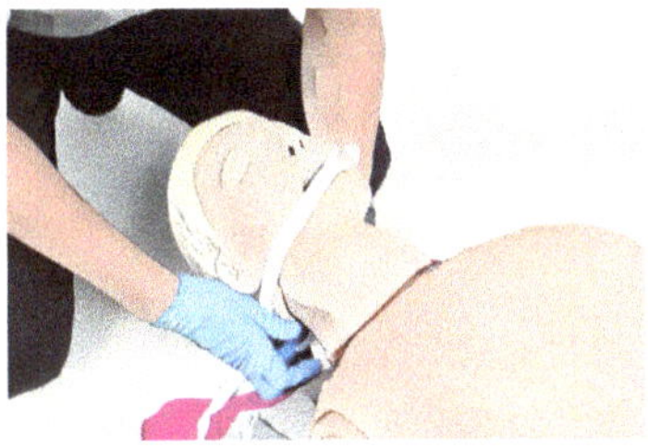
	③ 应在患者耳朵上缘附近固定，避免在连接球囊后，因球囊的自重拉扯，造成SGA位移。 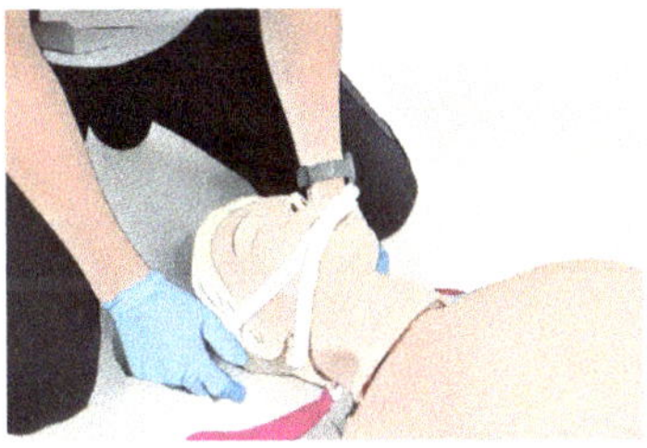
	④ 连接球囊气道延伸管和过滤器。 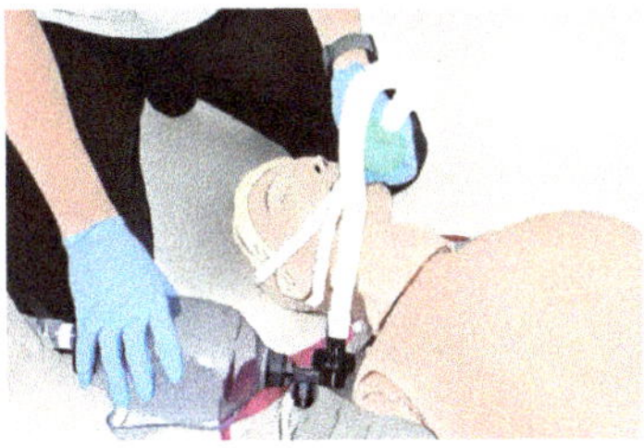

10：1不中断说明	
6. 置入SGA其他注意事项	◎ 气道延伸管可防止球囊与声门上呼吸道连接后，因球囊的自重拉扯，导致SGA移位。 ◎ 放置过滤器主要是考虑有放置呼气末二氧化碳监测器时可避免污染。 ◎ SGA固定后，喊出“*SGA固定完成，请改10：1*”。 ◎ 按压者重新计数，第1~6次无须报数以节省体力，直至第7次开始报数并喊出“*7上、8上、9上、10上*”。以每10次为1个循环，连续按压不中断。注意：10：1并非每按压10次休息1秒。
7. 10：1按压通气不中断	◎ 通气者听到按压者喊出“*7上……*”时，一手放置于球囊下1/3处，呈少量通气的预备动作，直至按压者喊出“*10上*”，挤压球囊，如此反复10：1操作。 ◎ 当按压者维持按压速率在105~110次/分，每按压10次，给1次通气。该操作可有效维持按压不中断过程给气，维持1分钟约10次通气。 ◎ 此时通气频率由按压者控制，通气者可同时连接氧气源，打开并调节流量至15 L/min，以及其他处置，如询问病史、收拾器材、架设自动心肺复苏机等相关准备。 ◎ 放置进阶呼吸道（气管插管或声门上呼吸）后因为无须中断按压，因此可以有效提升CCF。 ◎ 以10：1按压通气，可同时避免过度通气。 ◎ 如现场处置后必须将患者搬运离开，以10：1方式，可兼顾连续按压、后续处置及离开现场的准备。

HPLS ‖ 3

高效能心肺复苏团队综合演练

学习目标

※ 结合6个单项的高效能心肺复苏技能，通过团队演练，掌握以下4个高效能复苏团队急救操作。

○ 两人高效能复苏团队基础急救操作。

○ 三人高效能复苏团队基础急救操作。

○ 两人高效能复苏团队进阶急救操作。

○ 三人高效能复苏团队进阶急救操作。

※ 理解团队资源管理的相关概念并进行演练。

学习方式

※ 分段讲解、视频示范。

※ 分组操作。

3.1 复苏团队概述

在心脏骤停急救初期，复苏团队需执行高效的急救。如何促进复苏团队执行高效的急救，除了团队成员需具备高质量的CPR技术以外，团队成员之间的配合技巧，也是核心的训练内容。为了让学习者能循序渐进地进行学习和训练，HPLS®课程将心脏骤停急救初期的急救操作流程分为以下三大类，对应不同的临床常用操作项目。

◎ 复苏团队基础急救操作流程，包含执行胸外按压、正压通气、电击除颤。本部分将结合置入辅助呼吸道OPA及除颤仪AED模式的操作流程。

◎ 复苏团队进阶急救操作流程，包含在执行以上项目的基础上，结合置入进阶呼吸道SGA及除颤仪手动模式下的操作流程。

◎ 高效能复苏团队基础和进阶急救操作流程详见图3-1和图3-2，图中标注了第二部分的6项单项技能。

◎ 复苏团队高阶急救操作流程，包含执行急救气管插管、静脉穿刺、放置自动心肺复苏机等流程方案，以及更详细的HP-TRM™相关内容将在《高效能生命支持进阶课程》（Level 2）中逐一介绍。

高效能复苏团队基础急救操作流程

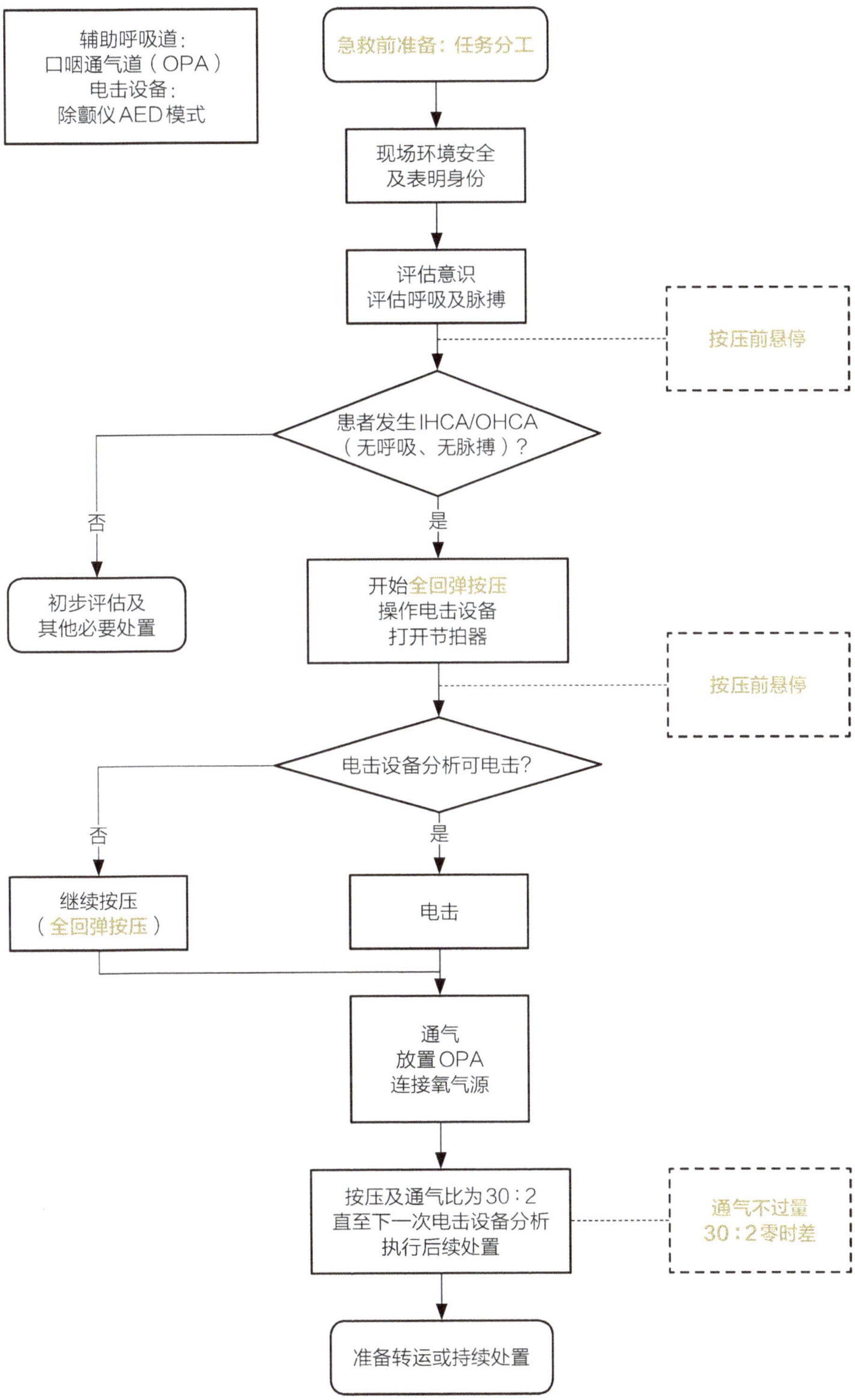

图3-1　高效能复苏团队基础急救操作流程

高效能复苏团队进阶急救操作流程

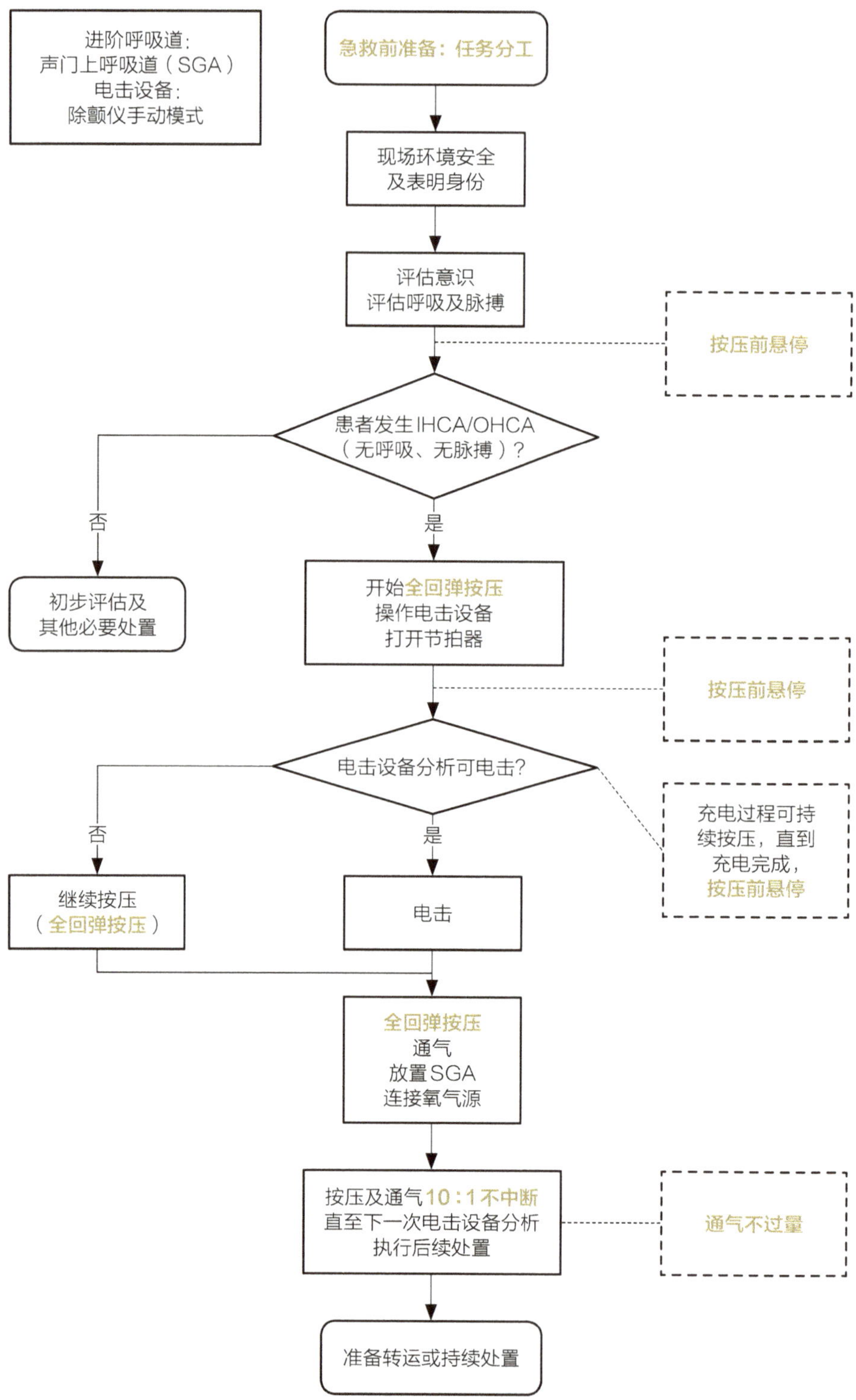

图3-2 高效能复苏团队进阶急救操作流程

复苏团队成员及说明

1. 组长

◎ 在有两人以上形成团队共同参与急救时，需有一位担任组长（leader）。在急救现场，建议组长站在能纵观全场的位置，主要负责指挥，包含操作流程、团队沟通、询问患者的相关病史、决策各项操作时机，并预先告知团队下一个步骤。

2. 组员

◎ 团队内组员主要负责技术性技能操作，可实时互相提醒操作流程。

3. 心肺复苏指导员

◎ 在人力资源允许的情况下，可考虑由一位组员担任心肺复苏指导员，也称心肺复苏教练（CPR coach），来协助监测CPR质量。

◎ 其主要职责是通过实时反馈和指导，优化心肺复苏操作的质量和效率，有助于提高心脏骤停患者的生存率[1]。

4. 心肺复苏指导员的指导重点：确保按压质量

确认节拍器	调整为110次/分
按压位置	胸骨与两乳头连线交界处
按压深度	>5 cm
按压回弹	胸部不下陷

注：实时修正按压者，必要时以手势引导按压者，往下按压及完全回弹。

◎ 考虑到医疗急救团队在实际工作中，团队成员可执行医疗操作可能存在不同和限制，本部分关于团队演练流程是**以符合最受限的医疗急救团队人员配置**（如部分院前急救团队人员配置，以及院内病房值班时发现患者心跳骤停的初始情况下），开展高效能急救团队训练的方案。

◎ 如所在机构急救团队或现场急救团队人员配置高于示范范例，可在强化本部分关于团队演练内容的基础上灵活运用。

不同组员可执行任务项目

◎ 为加以区分和帮助理解，本部分关于团队形式的演练均使用“A、B、C组员”来代称（详见下表），分别代表了复苏团队中，具有不同操作权限、可执行不同急救任务的人员。急救现场可根据团队成员的不同组合，进行团队资源管理，即HP-TRM™。

- ○ A组员：可在监督下执行非侵入性的急救操作（如按压、通气等），指代的是院内的后勤和护工、院前的急救员（担架员）、急救车司机等。
- ○ B组员：可监督或遵医嘱情况下增加部分侵入性的急救操作（如放置OPA、静脉穿刺等），指代的是护士等。
- ○ C组员：能独立执行急救操作，指代的是医生等。

急救中的任务 / 代称	非侵入性操作	侵入性操作	组长	心肺复苏指导员
A组员	可执行	不可执行	不可执行	可执行
B组员	可执行	部分：置入OPA，静脉穿刺	在更高级别急救团队/成员到达现场前	可执行
C组员	均可执行			

列表的阅读说明和图示

◎ 本部分将分别列出两人、三人高效能复苏团队基础急救操作流程，以及两人、三人高效能复苏团队进阶急救操作流程。

◎ 每项操作流程将分别罗列出A、B、C组员（上述表格中所指代的角色）各自的操作内容。

◎ 操作流程存在先后和并列两种顺序：

- ○ 先后顺序：如不同角色操作内容是先后发生的，将呈上下分布。
- ○ 并列顺序：如不同角色操作内容为同一时间发生，将呈左右并列分布。
- ○ 共同完成：如不同角色共同完成的操作内容，将呈现在合并单元格内。

◎ 操作内容特殊描述：

- ○ 双引号“*斜体*”：表示需口述的内容。
- ○ 加粗体：为第二部分的6项单项技能。

◎ 以两人团队为例的图示：

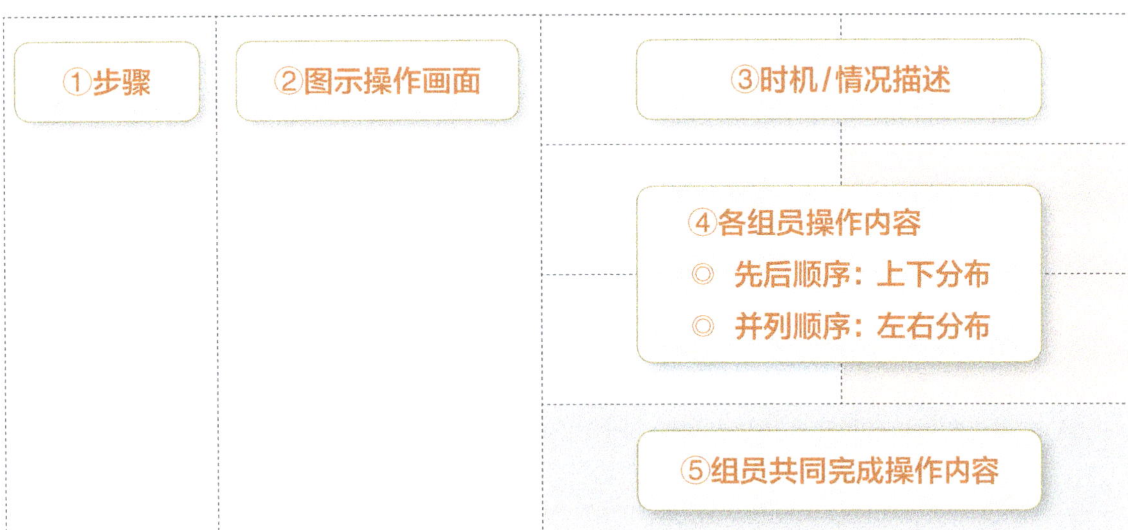

3.2 两人高效能复苏团队基础急救操作流程

两人高效能复苏团队基础急救操作			
辅助呼吸道：口咽通气道（OPA）；电击设备：除颤仪AED模式			
步骤	图示	B组员	C组员
1	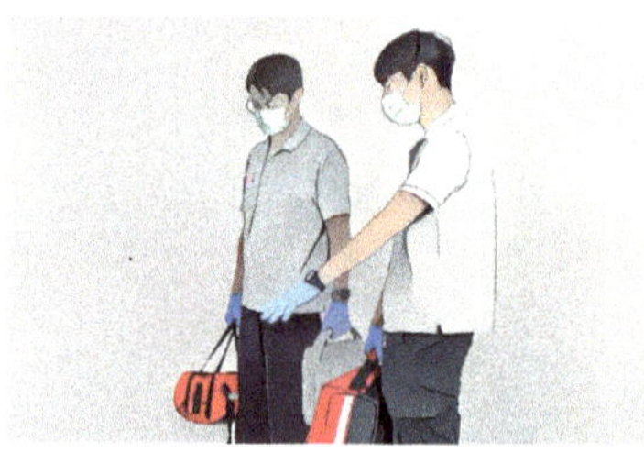		**急救前准备**： 任务分工
2	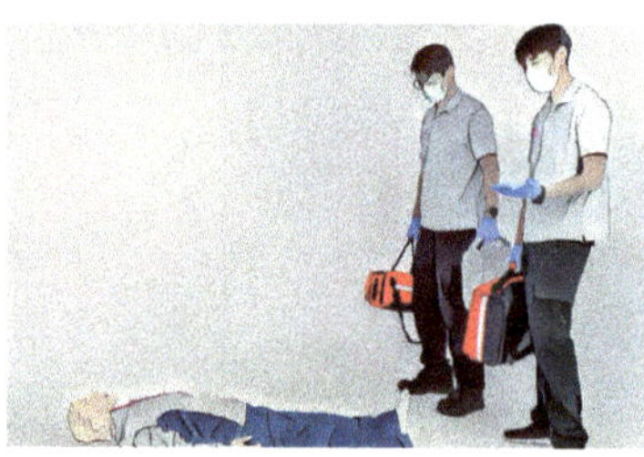	确认现场安全及表明身份	
3	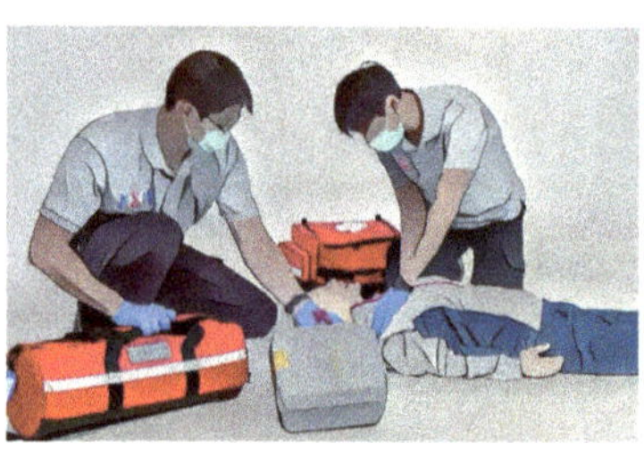	评估意识	
4	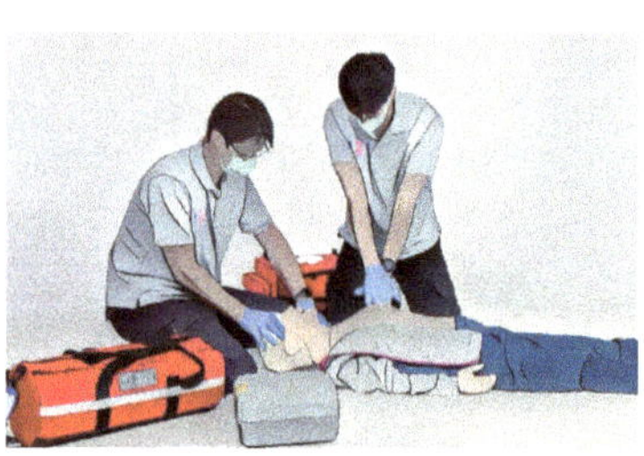	**按压前悬停**	评估呼吸及脉搏

两人高效能复苏团队基础急救操作

辅助呼吸道：口咽通气道（OPA）；电击设备：除颤仪AED模式

步骤	图示	B组员	C组员
5	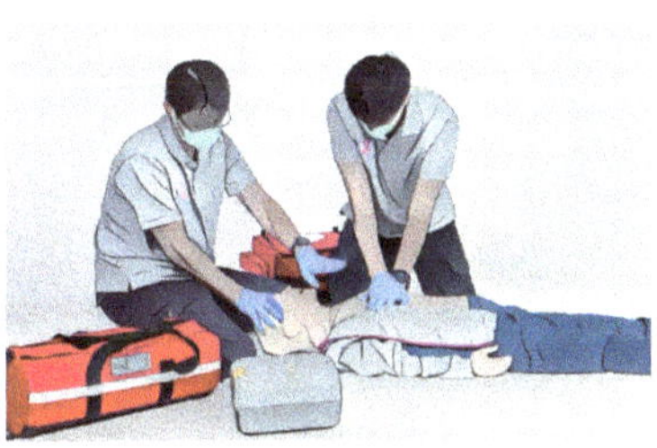	确认患者无呼吸、无脉搏	
			大声告知： “*患者IHCA/OHCA*”
	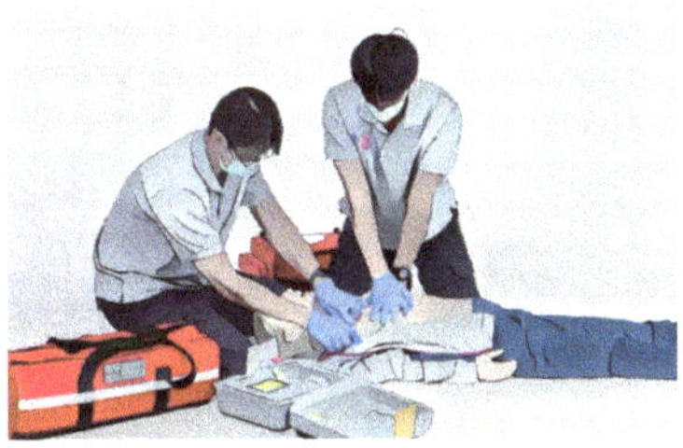	开始**全回弹按压**	◎ 打开除颤仪 ◎ 放置胸外按压反馈仪 ◎ 贴除颤电极片 ◎ 打开节拍器
6	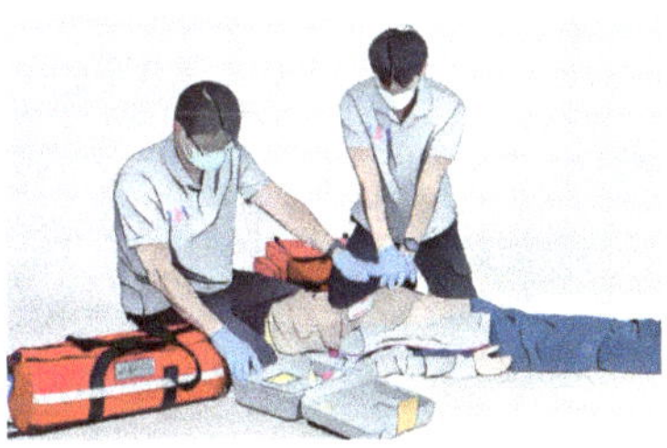	除颤仪AED模式，语音提示开始分析心律	
			“*分析心律，手悬停*”
		按压前悬停	
7	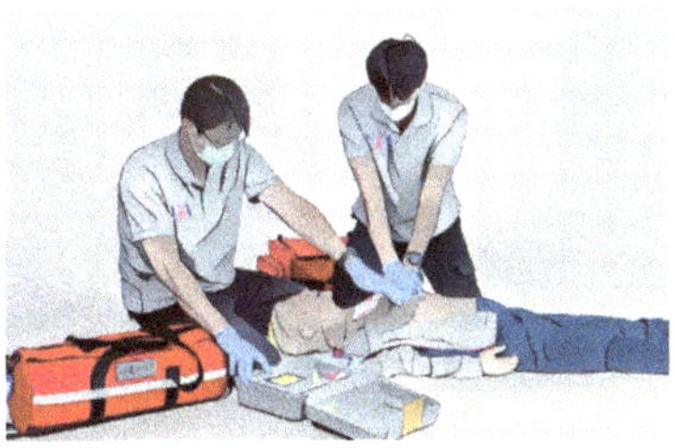		◎ 回报心律和执行电击（或不电击） ◎ 示意B组员继续按压

两人高效能复苏团队基础急救操作

辅助呼吸道：口咽通气道（OPA）；电击设备：除颤仪AED模式

步骤	图示	B组员	C组员
8	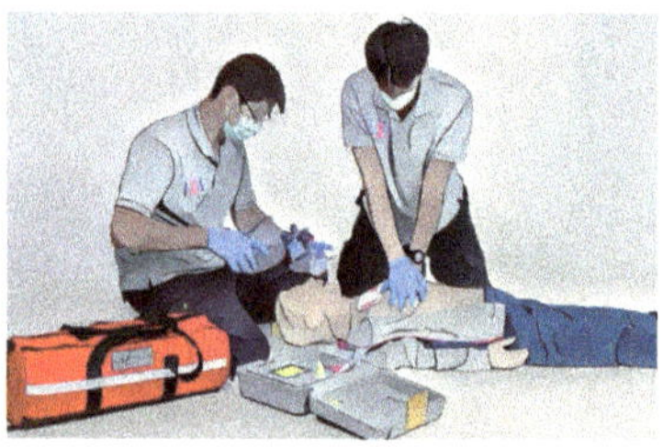	**全回弹按压**	◎ 检查患者气道 ◎ 装置球囊 ◎ 执行通气
9	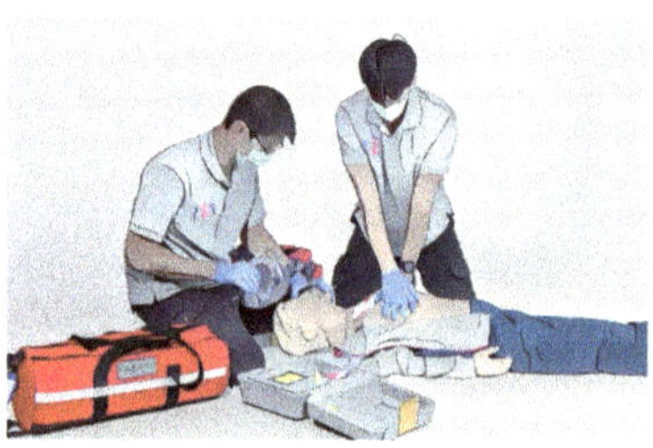	◎ **通气不过量** ◎ 按压通气比，**30：2零时差**	
10	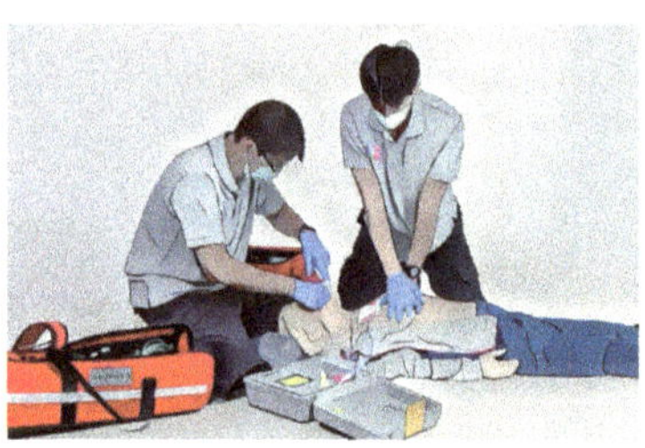		◎ 放置OPA ◎ 连接氧气源
11	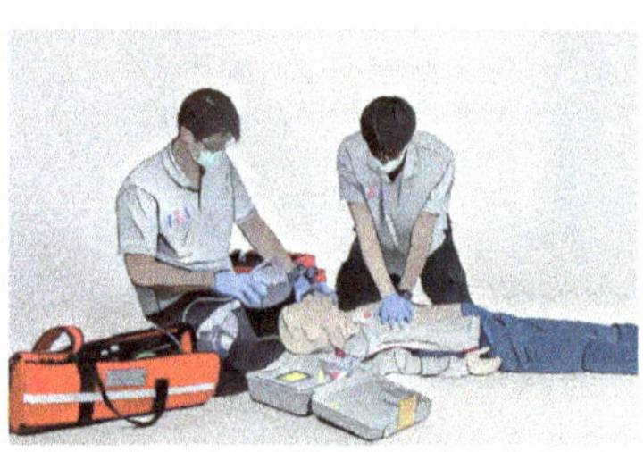	OPA放置完成后 按压及通气比为30：2， 直至下一次分析心律，执行后续处置	

3.3 三人高效能复苏团队基础急救操作流程

<table>
<tr><th colspan="5">三人高效能复苏团队基础急救操作</th></tr>
<tr><td colspan="5">辅助呼吸道：口咽通气道（OPA）；电击设备：除颤仪AED模式</td></tr>
<tr><td>步骤</td><td>图示</td><td>A组员</td><td>B组员</td><td>C组员</td></tr>
<tr><td>1</td><td>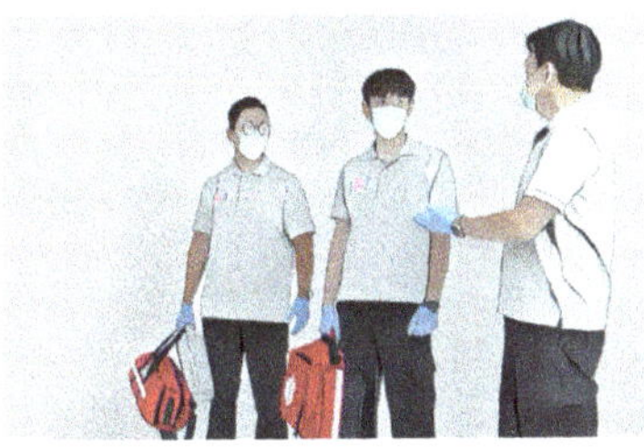</td><td></td><td></td><td>急救前准备：
任务分工</td></tr>
<tr><td>2</td><td>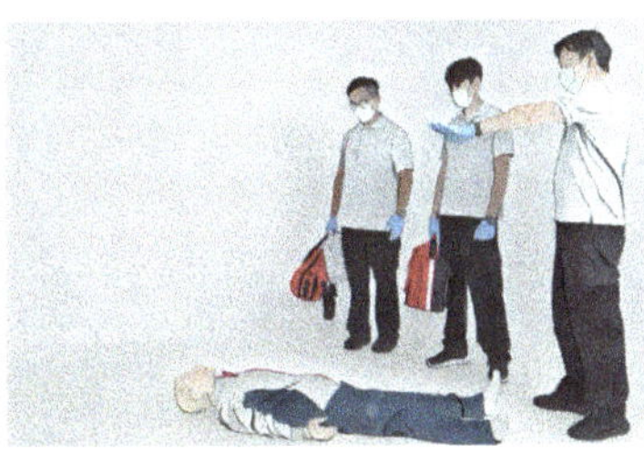</td><td colspan="3">确认现场安全及表明身份</td></tr>
<tr><td>3</td><td>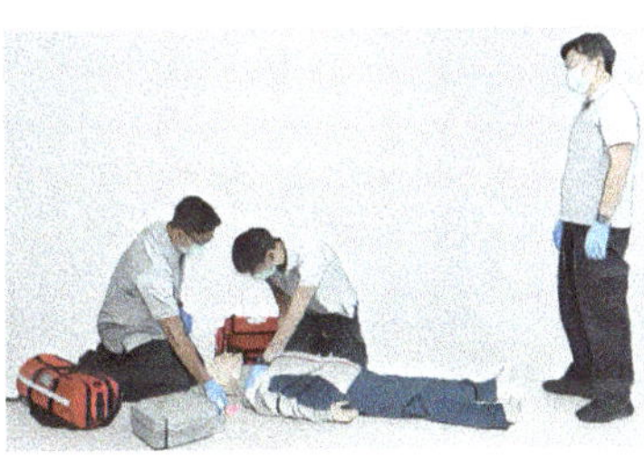</td><td>评估意识</td><td></td><td>◎ 站在可纵观急救现场的位置，如患者脚后方附近
◎ 观察组员，并提醒操作</td></tr>
<tr><td>4</td><td>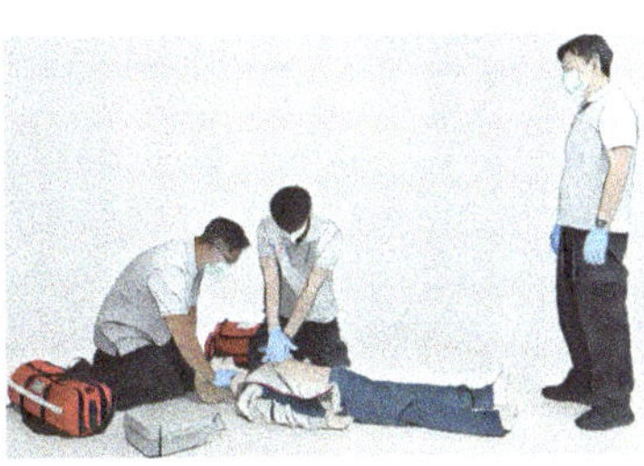</td><td>按压前悬停</td><td>评估呼吸及脉搏</td><td></td></tr>
</table>

<table>
<tr><th colspan="5">三人高效能复苏团队基础急救操作</th></tr>
<tr><td colspan="5">辅助呼吸道：口咽通气道（OPA）；电击设备：除颤仪AED模式</td></tr>
<tr><td>步骤</td><td>图示</td><td>A组员</td><td>B组员</td><td>C组员</td></tr>
<tr><td rowspan="3">5</td><td rowspan="2">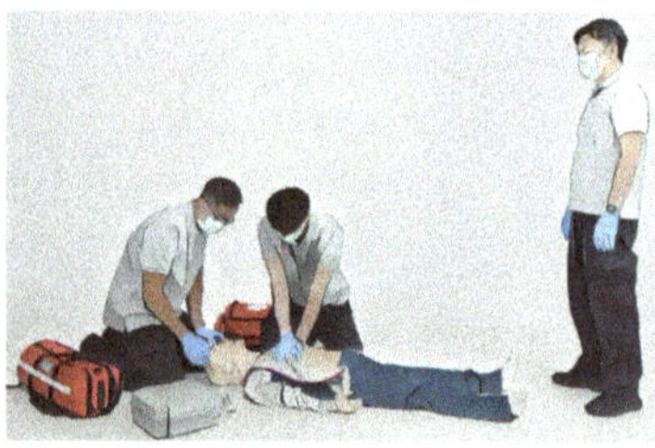</td><td colspan="3">确认患者无呼吸、无脉搏</td></tr>
<tr><td></td><td>大声告知：[a]
“患者IHCA/OHCA”</td><td></td></tr>
<tr><td>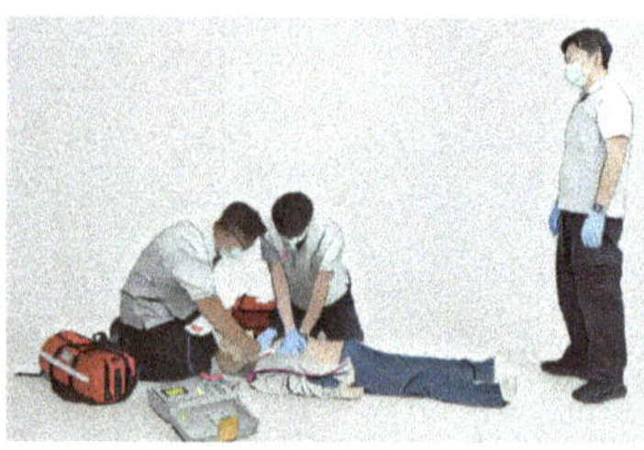</td><td>开始全回弹按压</td><td>◎ 打开除颤仪
◎ 放置胸外按压反馈仪
◎ 贴除颤电极片
◎ 打开节拍器</td><td>持续监测CPR质量，即时提醒修正</td></tr>
<tr><td rowspan="3">6</td><td rowspan="3">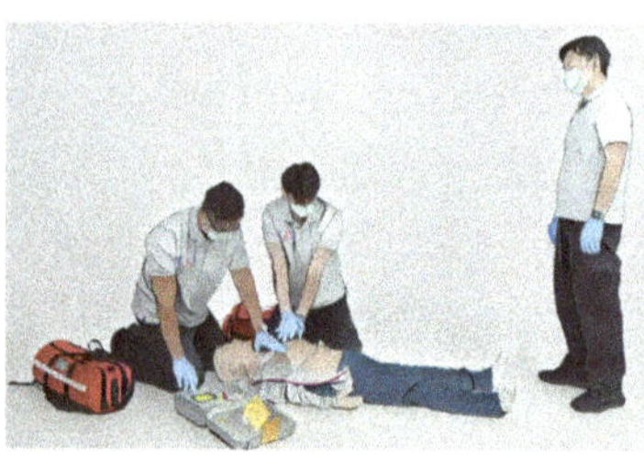</td><td colspan="3">除颤仪AED模式，语音提示开始分析心律</td></tr>
<tr><td></td><td>“分析心律，手悬停”</td><td></td></tr>
<tr><td>按压前悬停</td><td></td><td></td></tr>
<tr><td>7</td><td>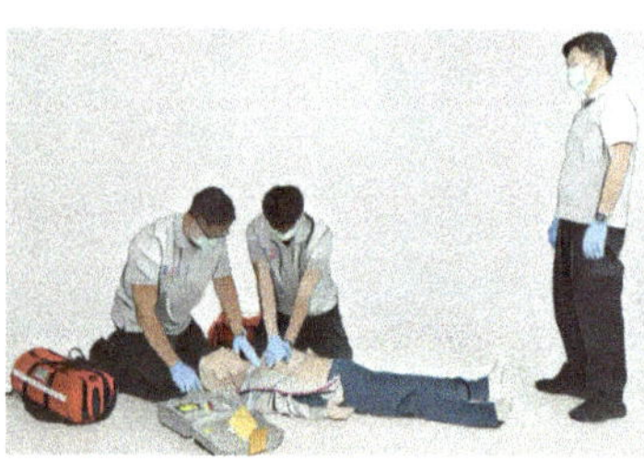</td><td></td><td>◎ 回报心律和执行电击（或不电击）
◎ 示意A组员继续按压</td><td></td></tr>
</table>

三人高效能复苏团队基础急救操作

辅助呼吸道：口咽通气道（OPA）；电击设备：除颤仪AED模式

<table>
<tr><th>步骤</th><th>图示</th><th>A组员</th><th>B组员</th><th>C组员</th></tr>
<tr><td>8</td><td>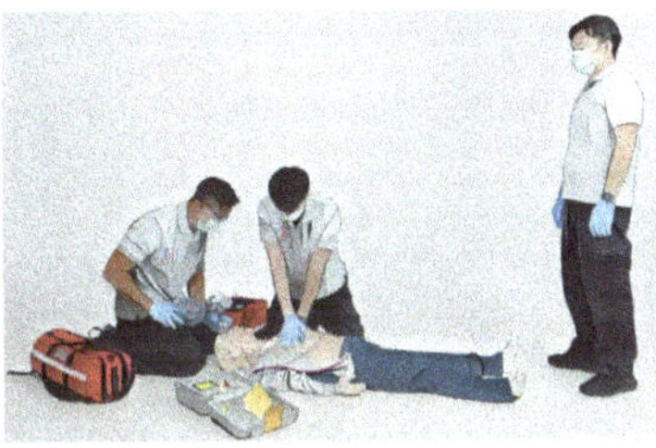</td><td>全回弹按压</td><td>◎ 检查气道
◎ 准备球囊
◎ 执行通气</td><td></td></tr>
<tr><td rowspan="2">9</td><td rowspan="2">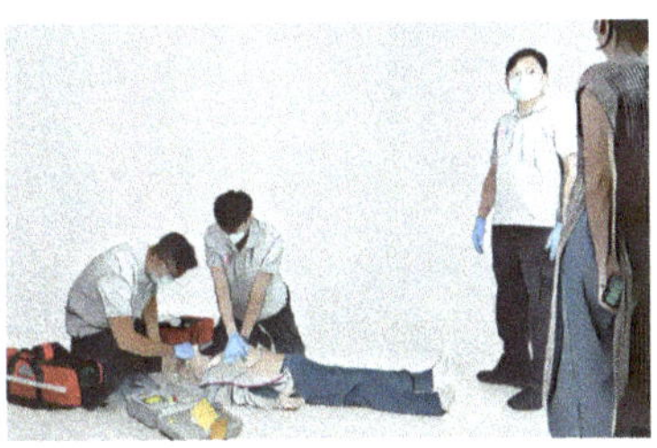</td><td colspan="2">◎ 通气不过量
◎ 按压通气比，30:2零时差</td><td>确认开始执行急救流程，请B组员接替监测CPR质量</td></tr>
<tr><td></td><td>◎ 监测CPR质量
◎ 放置OPA
◎ 连接氧气源</td><td>询问家属病史</td></tr>
<tr><td rowspan="2">10</td><td rowspan="2">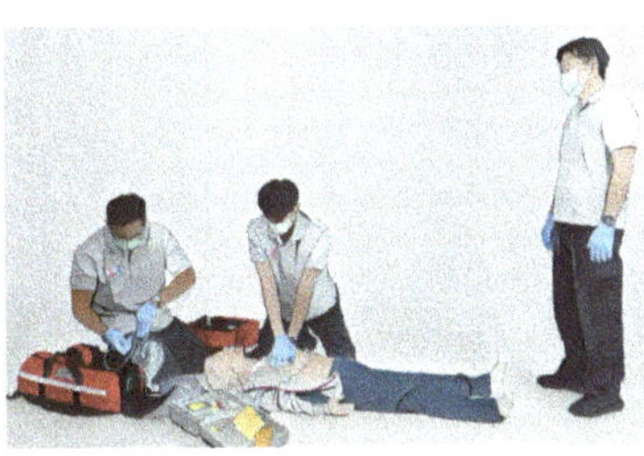</td><td></td><td></td><td rowspan="2">◎ 回报患者相关信息
◎ 监测CPR质量
◎ 将团队下一个操作内容告知组员
◎ 减少组员负荷
◎ 状况监控[c]</td></tr>
<tr><td colspan="2">组员收到指令，回复确认[b]</td></tr>
<tr><td rowspan="2">11</td><td rowspan="2">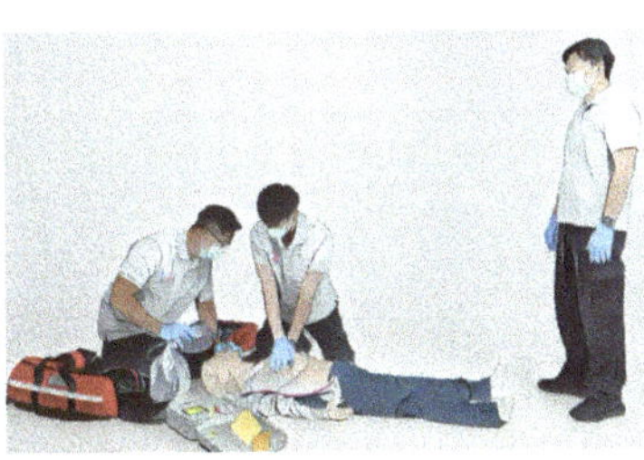</td><td colspan="3">OPA放置完成后</td></tr>
<tr><td colspan="2">◎ 按压及通气比为30:2，直至下一次分析心律
◎ 执行后续处置</td><td>◎ 观察按压时间
◎ 提前10~15秒提醒A、B组员接近2分钟，分析心律时换位</td></tr>
</table>

团队资源管理说明	
1. HP-TRM™ 团队资源管理	◎ 团队成员如对处置过程有疑虑时均可提出，促进团队急救效能。 ◎ 团队组长在执行操作前，可将心肺复苏指导员的工作转交给非按压组员，以确保对于按压质量的监控。 ◎ 急救现场依据现场团队成员的不同组合，进行团队资源管理，包含对于人力、信息及器材等资源的优化。
2. HP-TRM™ 团队资源管理 相关概念的注释	◎ 以上流程中，涉及的团队资源管理相关解释： ○ **大声告知**[a]（call out）：发现患者意识状态改变或情况危急时，如患者IHCA/OHCA时大声告知，以确保团队成员清楚患者处于危急情况。 ○ **回复确认**[b]（check back）：团队组长指示组员执行某项操作，组员收到指令时应复述指令内容，组长需回复确认，以确保信息确实传送和接收以及信息的准确，从而形成“闭环”。 ○ **状况监控**[c]（situation monitoring）：组长在获得患者相关病史信息后，应告知组员。在急救过程中观察组员急救操作情况、急救现场的安全性、急救器材摆放、急救进展、判断后续处置或转运流程。

3.4 两人高效能复苏团队进阶急救操作流程

两人高效能复苏团队进阶急救操作			
进阶呼吸道：声门上呼吸道（SGA）；电击设备：除颤仪手动模式			
步骤	图示	B组员	C组员
1	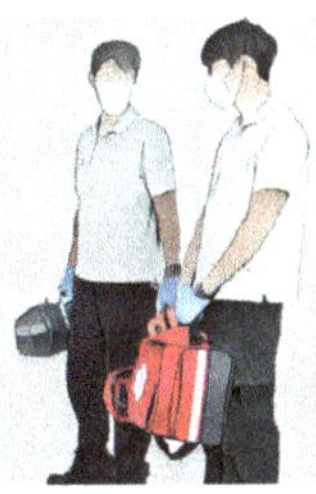		**急救前准备：** 任务分工
2	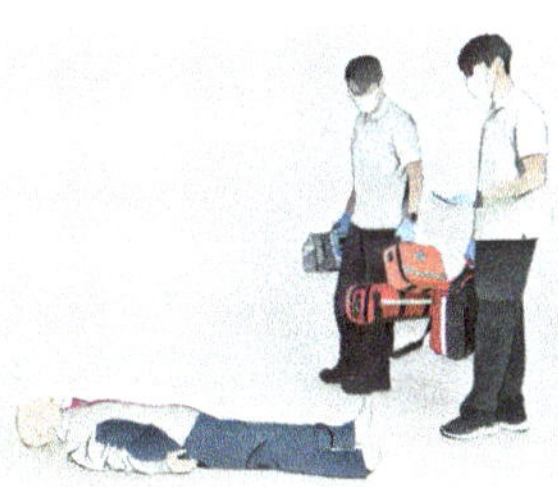	确认现场安全及表明身份	
3	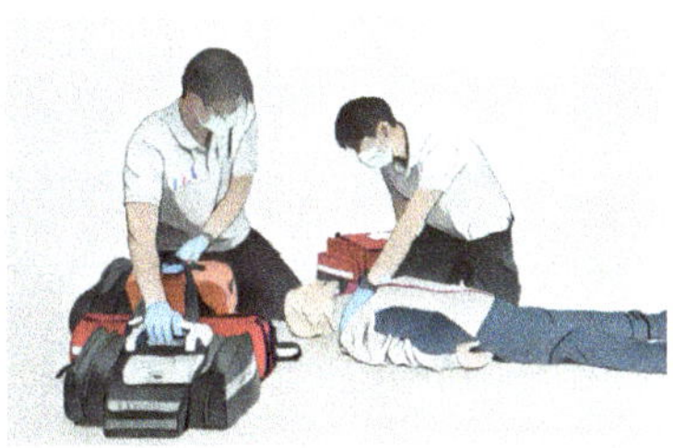	评估意识	
4	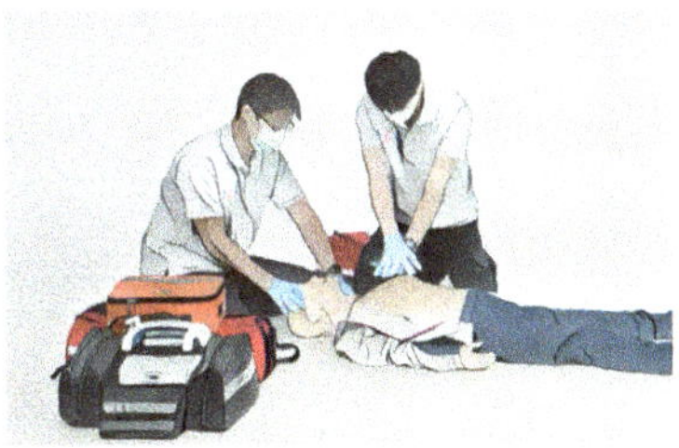	**按压前悬停**	评估呼吸及脉搏

<table>
<tr><th colspan="4">两人高效能复苏团队进阶急救操作</th></tr>
<tr><td colspan="4">进阶呼吸道：声门上呼吸道（SGA）；电击设备：除颤仪手动模式</td></tr>
<tr><td>步骤</td><td>图示</td><td>B组员</td><td>C组员</td></tr>
<tr><td rowspan="3">5</td><td rowspan="2">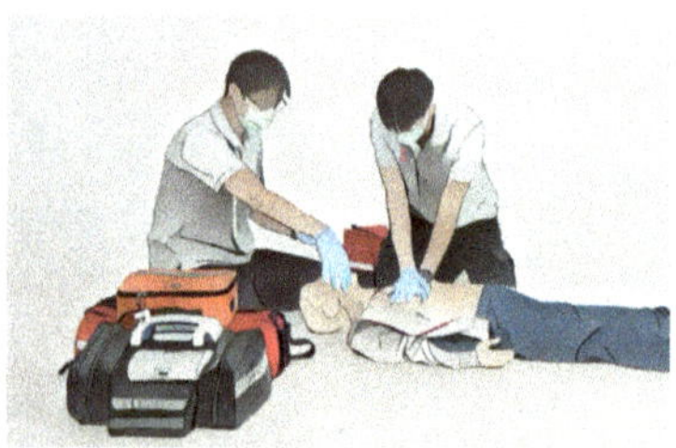</td><td colspan="2">确认患者无呼吸、无脉搏</td></tr>
<tr><td></td><td>大声告知：
“患者IHCA/OHCA”</td></tr>
<tr><td>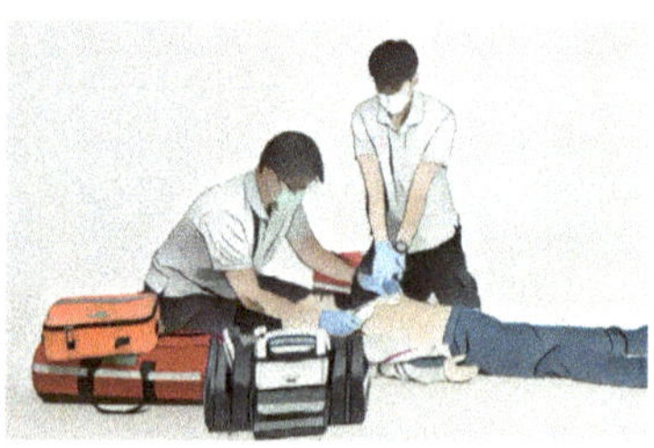</td><td>开始全回弹按压</td><td>◎ 打开除颤仪
◎ 放置胸外按压反馈仪
◎ 贴除颤电极片
◎ 打开节拍器</td></tr>
<tr><td rowspan="3">6</td><td rowspan="3">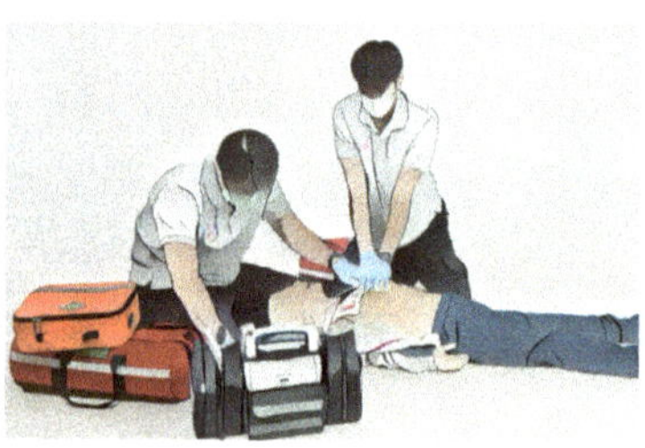</td><td colspan="2">除颤仪分析心律</td></tr>
<tr><td></td><td>“分析心律，手悬停”</td></tr>
<tr><td>按压前悬停</td><td></td></tr>
</table>

<table>
<tr><th colspan="4">两人高效能复苏团队进阶急救操作</th></tr>
<tr><td colspan="4">进阶呼吸道：声门上呼吸道（SGA）；电击设备：除颤仪手动模式</td></tr>
<tr><td>步骤</td><td>图示</td><td>B组员</td><td>C组员</td></tr>
<tr><td rowspan="5">7</td><td rowspan="4">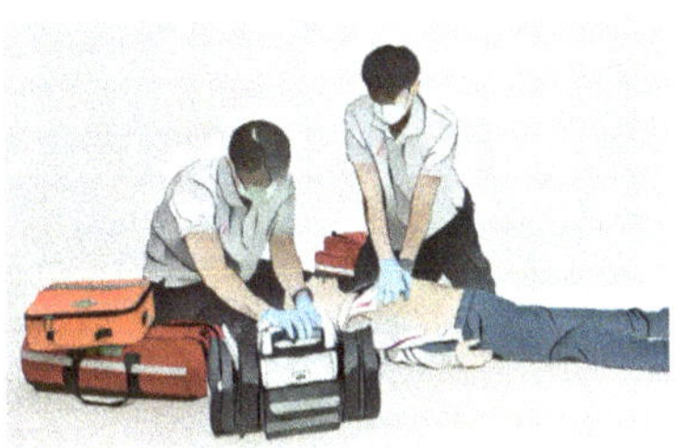</td><td></td><td>◎ 回报心律，电击或不电击
◎ 示意B组员按压</td></tr>
<tr><td colspan="2">如患者为电击心律</td></tr>
<tr><td>全回弹按压</td><td>◎ 按充电按钮
◎ 充电完成，喊“离开”</td></tr>
<tr><td>按压前悬停</td><td></td></tr>
<tr><td>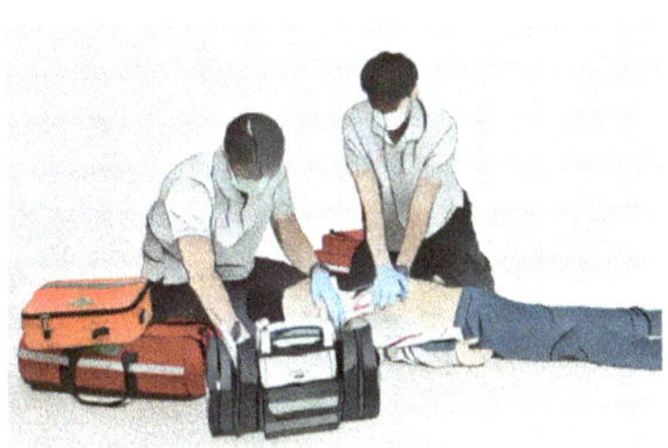</td><td></td><td>◎ 按电击按钮
◎ 电击后示意B组员继续按压</td></tr>
<tr><td>8</td><td>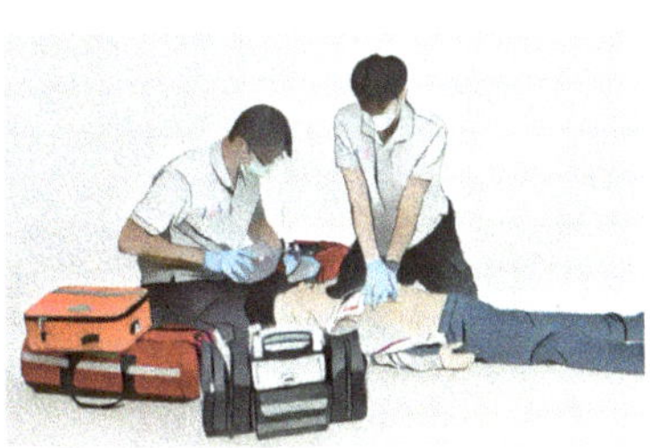</td><td>全回弹按压</td><td>◎ 检查气道
◎ 准备球囊
◎ 执行通气</td></tr>
<tr><td>9</td><td>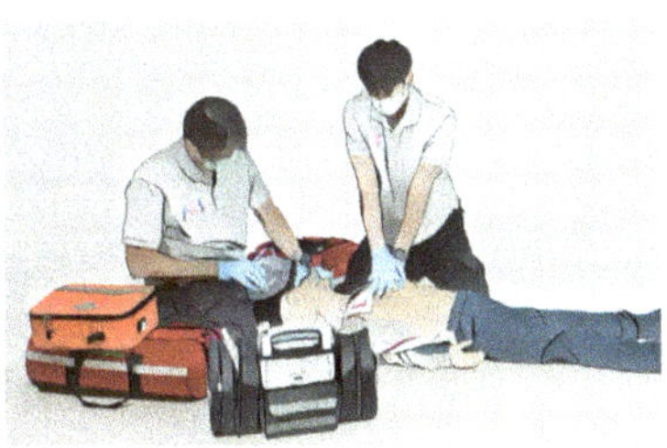</td><td colspan="2">◎ 通气不过量
◎ 按压通气比，30∶2零时差</td></tr>
</table>

<table>
<tr><th colspan="4">两人高效能复苏团队进阶急救操作</th></tr>
<tr><td colspan="4">进阶呼吸道：声门上呼吸道（SGA）；电击设备：除颤仪手动模式</td></tr>
<tr><td>步骤</td><td>图示</td><td>B组员</td><td>C组员</td></tr>
<tr><td>10</td><td>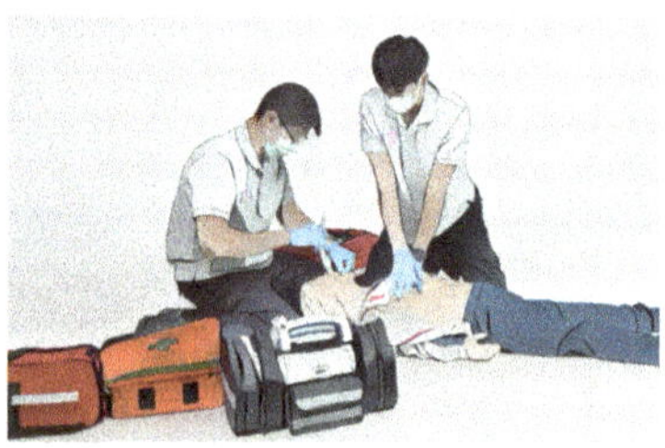</td><td>持续全回弹按压</td><td>◎ SGA置入前准备[d]
◎ 放置SGA
◎ 通气测试
◎ 固定SGA</td></tr>
<tr><td rowspan="3">11</td><td rowspan="3">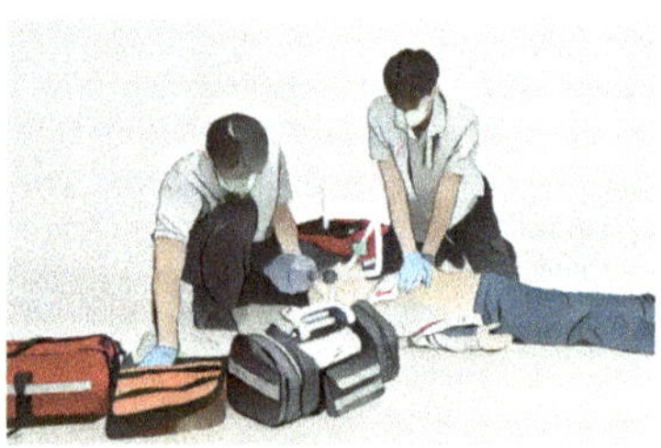</td><td colspan="2">SGA固定后</td></tr>
<tr><td></td><td>◎ 连接球囊，管路$ETCO_2$监测设备
◎ “SGA固定完成，请改10∶1”
◎ 连接氧气源</td></tr>
<tr><td colspan="2">按压通气比，10∶1不中断</td></tr>
<tr><td rowspan="3">12</td><td rowspan="3">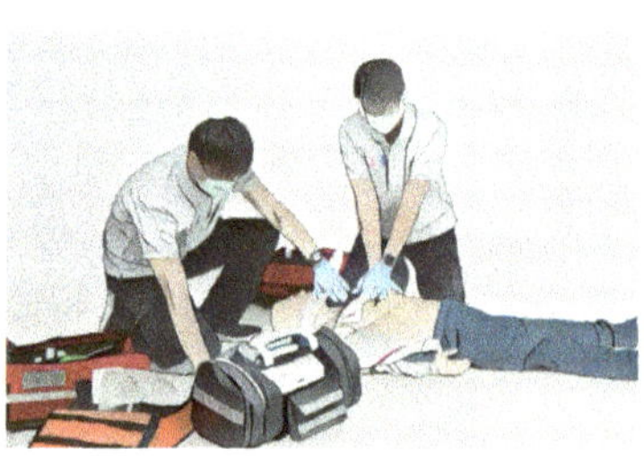</td><td colspan="2">除颤仪分析心律，两人工作内容互换</td></tr>
<tr><td></td><td>◎ 给B组员预先下达医嘱，“如为可电击心律，确认安全后，请电击”</td></tr>
<tr><td colspan="2">执行后续处置</td></tr>
<tr><td colspan="4">注：SGA置入前准备[d]的注释：置入SGA前的准备，包括准备SGA置管的相关器材并润滑SGA，详见“2.6　10∶1不中断”</td></tr>
</table>

3.5 三人高效能复苏团队进阶急救操作流程

<table>
<tr><th colspan="5">三人高效能复苏团队进阶急救操作</th></tr>
<tr><td colspan="5">进阶呼吸道：声门上呼吸道（SGA）；电击设备：除颤仪手动模式</td></tr>
<tr><td>步骤</td><td>图示</td><td>A组员</td><td>B组员</td><td>C组员</td></tr>
<tr><td>1</td><td>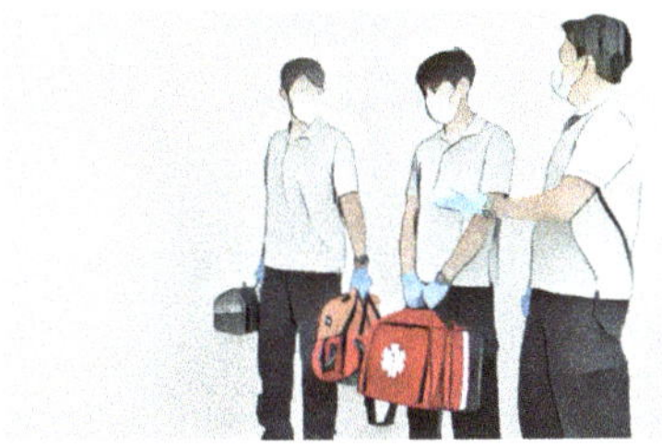</td><td></td><td></td><td>急救前准备：
任务分工</td></tr>
<tr><td>2</td><td>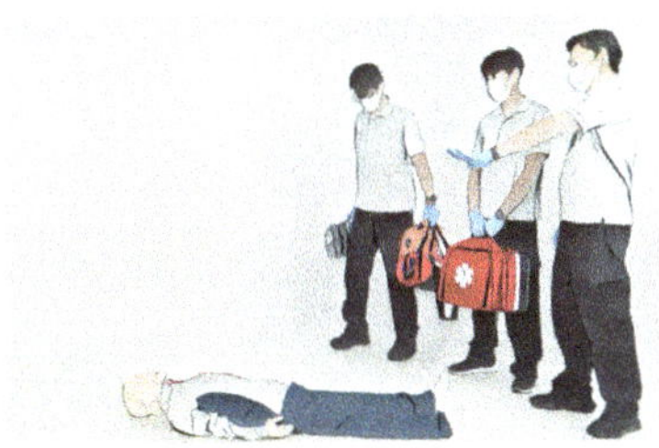</td><td colspan="3">确认现场安全及表明身份</td></tr>
<tr><td>3</td><td>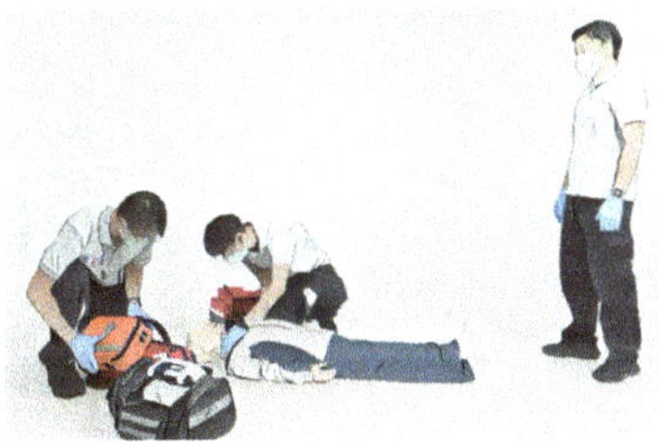</td><td>评估意识</td><td></td><td>◎ 站在可纵观急救现场的位置，如患者脚后方附近
◎ 观察组员和提醒操作</td></tr>
<tr><td>4</td><td>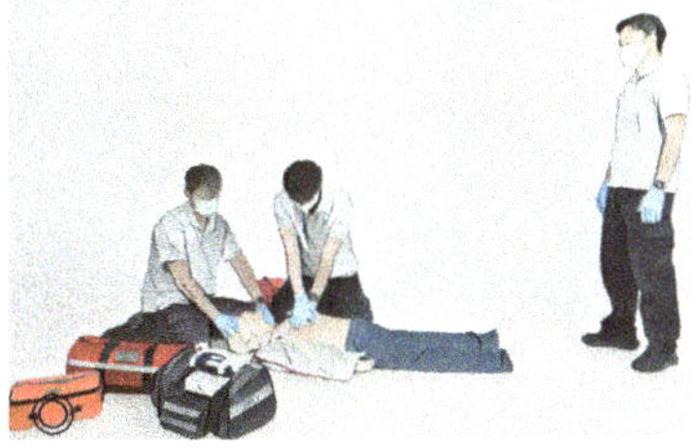</td><td>按压前悬停</td><td>评估呼吸及脉搏</td><td></td></tr>
</table>

<table>
<tr><th colspan="5">三人高效能复苏团队进阶急救操作</th></tr>
<tr><td colspan="5">进阶呼吸道：声门上呼吸道（SGA）；电击设备：除颤仪手动模式</td></tr>
<tr><td>步骤</td><td>图示</td><td>A组员</td><td>B组员</td><td>C组员</td></tr>
<tr><td rowspan="3">5</td><td rowspan="2">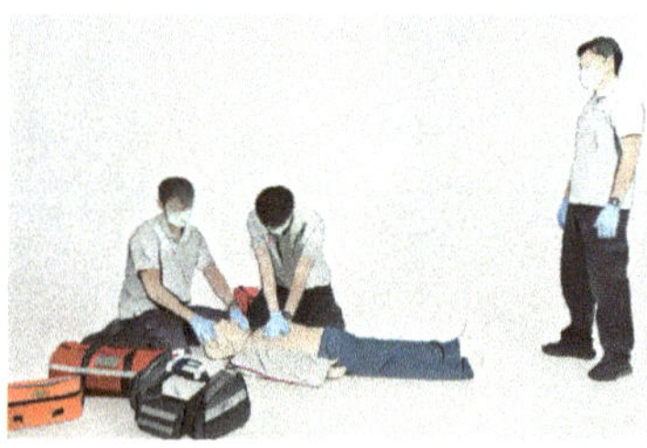</td><td colspan="3">确认患者无呼吸、无脉搏</td></tr>
<tr><td></td><td>大声告知：
“患者IHCA/OHCA”</td><td></td></tr>
<tr><td>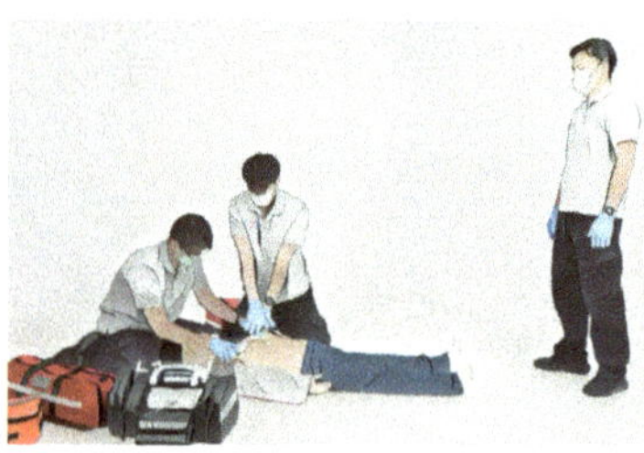</td><td>开始全回弹按压</td><td>◎ 打开除颤仪
◎ 放置胸外按压反馈仪
◎ 贴除颤电极片
◎ 打开节拍器</td><td>持续监测CPR质量，即时提醒修正</td></tr>
<tr><td rowspan="3">6</td><td rowspan="3">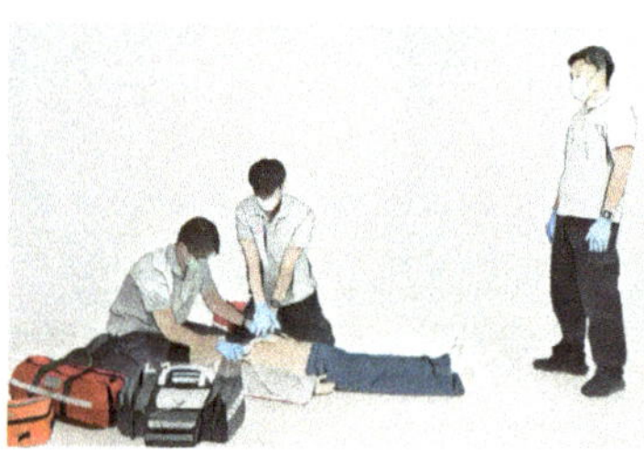</td><td colspan="3">除颤仪分析心律</td></tr>
<tr><td></td><td>“分析心律，手悬停”</td><td></td></tr>
<tr><td>按压前悬停</td><td></td><td>给B组员预先下达医嘱，“如为可电击心律，确认安全后，请电击”</td></tr>
</table>

三人高效能复苏团队进阶急救操作

进阶呼吸道：声门上呼吸道（SGA）；电击设备：除颤仪手动模式

步骤	图示	A组员	B组员	C组员
7	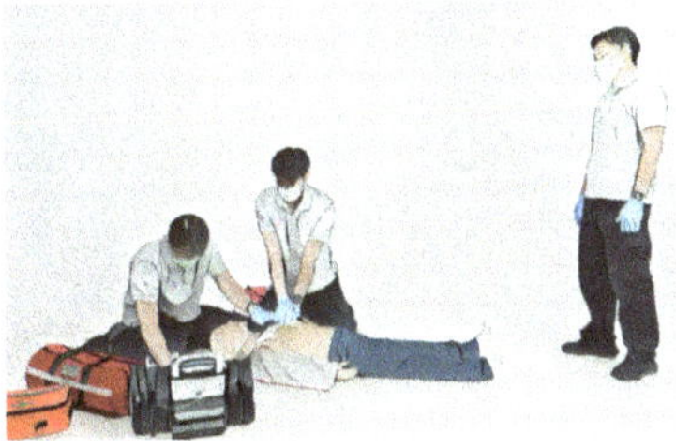		◎ 回报心律，电击或不电击 ◎ 示意A组员继续按压	
		如患者为电击心律		
		全回弹按压	◎ 按充电按钮 ◎ 充电完成，喊“*离开*”	
		按压前悬停		
	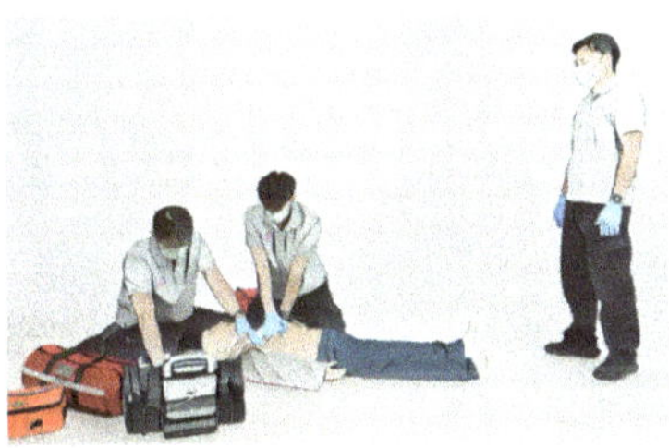		◎ 按电击按钮 ◎ 电击后示意A组员继续按压	
8	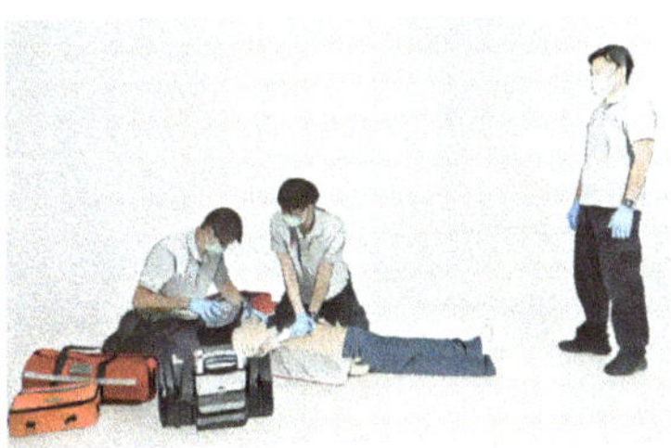	全回弹按压	◎ 检查气道 ◎ 准备球囊 ◎ 执行通气	

三人高效能复苏团队进阶急救操作				
进阶呼吸道：声门上呼吸道（SGA）；电击设备：除颤仪手动模式				
步骤	图示	A组员	B组员	C组员
9	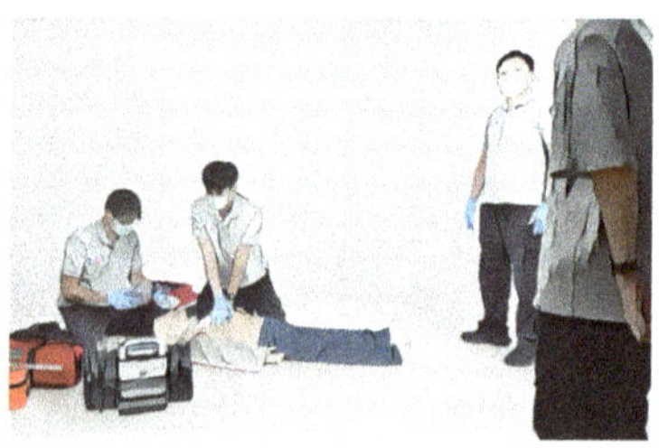	◎ **通气不过量** ◎ 按压通气比，30∶2零**时差**		确认开始执行急救流程， 请B组员接替监测CPR质量
			监测CPR质量	询问家属病史
10	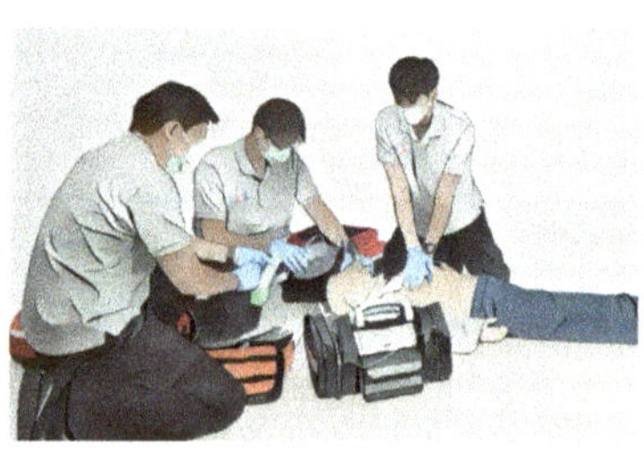			◎ 回报患者相关信息 ◎ 将团队下一个操作内容告知组员，减少组员负荷。“*请B组员继续监测CPR质量和通气，A组员按压，持续30∶2；我来准备置入SGA*” ◎ SGA置入前准备
		组员收到指令，**回复确认**		
11	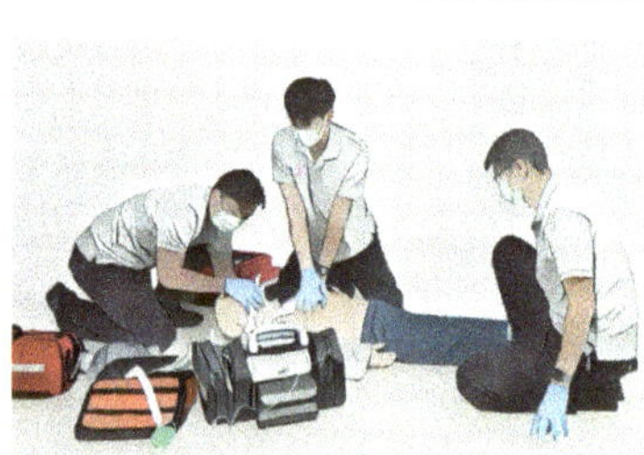	SGA准备完毕		
		持续 **全回弹** 按压		◎ 到患者头侧 ◎ SGA置入 ◎ 通气测试

<table>
<tr><th colspan="5">三人高效能复苏团队进阶急救操作</th></tr>
<tr><th colspan="5">进阶呼吸道：声门上呼吸道（SGA）；电击设备：除颤仪手动模式</th></tr>
<tr><th>步骤</th><th>图示</th><th>A组员</th><th>B组员</th><th>C组员</th></tr>
<tr><td>12</td><td>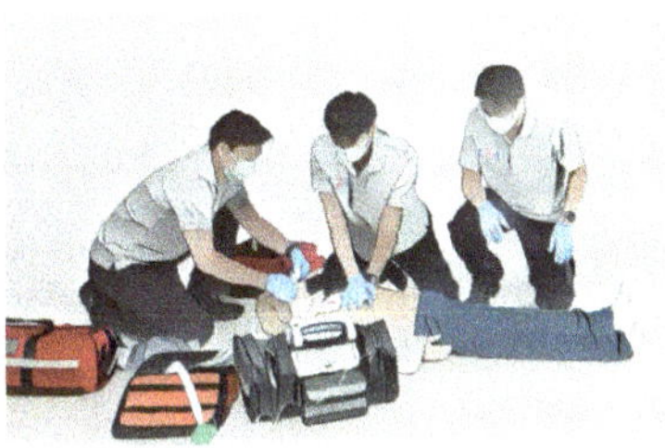</td><td></td><td></td><td>◎ 固定SGA
◎ 监测CPR质量
◎ 将团队下一个操作内容告知组员
◎ 减少组员负荷
◎ 状况监控</td></tr>
<tr><td rowspan="4">13</td><td rowspan="4">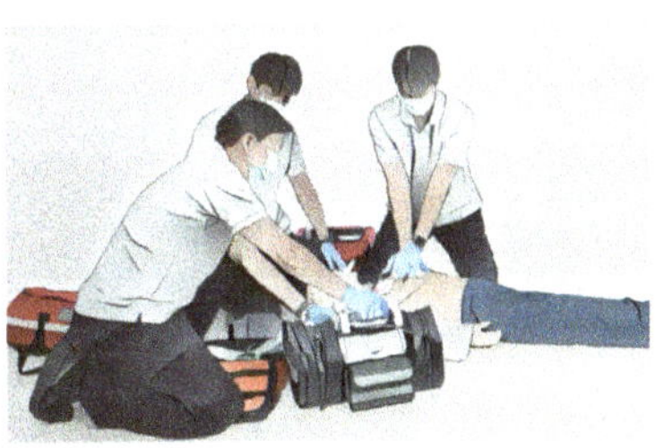</td><td></td><td></td><td>◎ 观察按压时间
◎ 提前10~15秒提醒A、B组员接近2分钟，分析心律时换位</td></tr>
<tr><td colspan="3">除颤仪分析心律</td></tr>
<tr><td>移至患者头侧</td><td>在患者侧面</td><td>◎ 移至除颤仪旁
◎ “分析心律，手悬停”</td></tr>
<tr><td></td><td>按压前悬停</td><td></td></tr>
</table>

<table>
<tr><th colspan="5">三人高效能复苏团队进阶急救操作</th></tr>
<tr><td colspan="5">进阶呼吸道：声门上呼吸道（SGA）；电击设备：除颤仪手动模式</td></tr>
<tr><td>步骤</td><td>图示</td><td>A组员</td><td>B组员</td><td>C组员</td></tr>
<tr><td rowspan="6">14</td><td rowspan="6">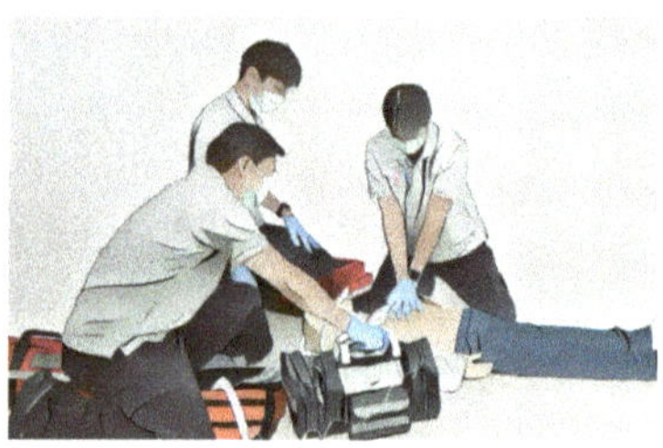</td><td></td><td></td><td>◎ 回报心律，电击或不电击
◎ 示意B组员按压</td></tr>
<tr><td colspan="3">如患者为电击心律</td></tr>
<tr><td></td><td>全回弹按压</td><td>◎ 按充电按钮
◎ 充电完成，喊“离开”</td></tr>
<tr><td></td><td>按压前悬停</td><td></td></tr>
<tr><td></td><td></td><td>◎ 按电击按钮
◎ 电击后示意B组员继续按压</td></tr>
<tr><td colspan="3" style="display:none"></td></tr>
<tr><td rowspan="2">15</td><td rowspan="2">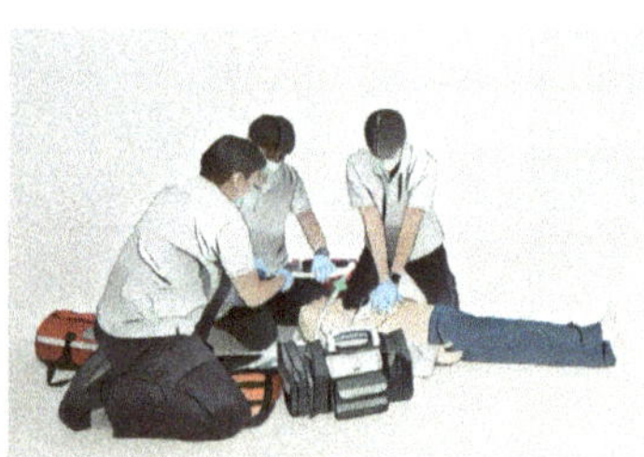</td><td colspan="3">SGA固定后</td></tr>
<tr><td>◎ 准备球囊
◎ 执行通气</td><td>全回弹按压</td><td>◎ 连接球囊、管路、$ETCO_2$监测设备
◎ “SGA固定完成，请改10：1”</td></tr>
</table>

三人高效能复苏团队进阶急救操作				
进阶呼吸道：声门上呼吸道（SGA）；电击设备：除颤仪手动模式				
步骤	图示	A组员	B组员	C组员
16	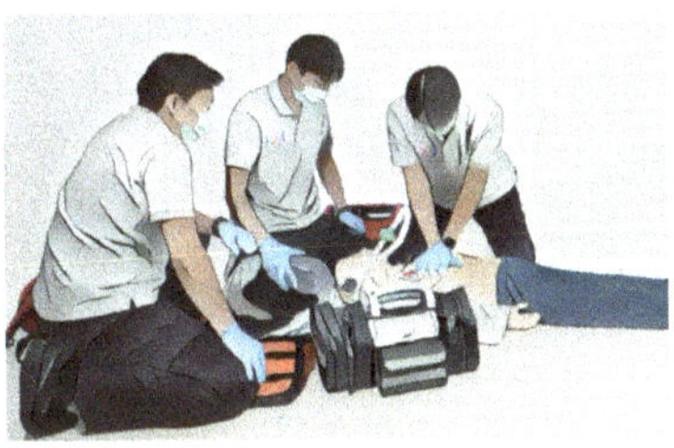	按压通气比， 10：1**不中断**		◎ 连接氧气源 ◎ 移回可纵观急救现场的位置，如患者脚后方附近 ◎ 告知组员后续任务，如放置自动心肺复苏机或其他处置、转运时机等

文献参考：

[1] Hopkins XL, Burk C, Moser S, et al.Implementation of pit crew approach and cardiopulmonary resuscitation metrics for out-of-hospital cardiac arrest improves patient survival and neurological outcome[J].J Am Heart Assoc, 2016, 5(1):e002892.

HPLS ‖ 4

附 录

4.1 附录A　复苏团队急救操作流程及站位图

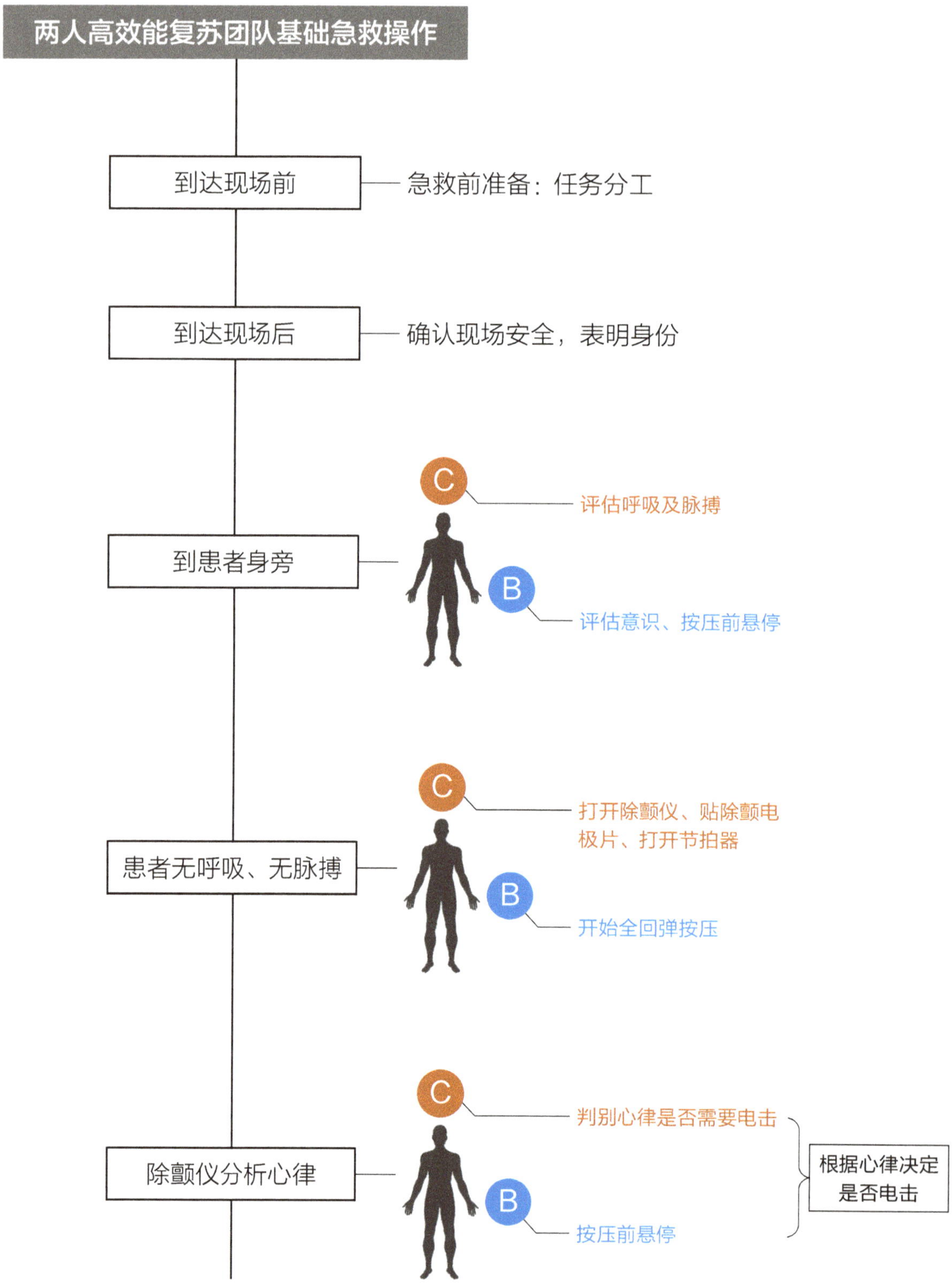

（接续上一页）

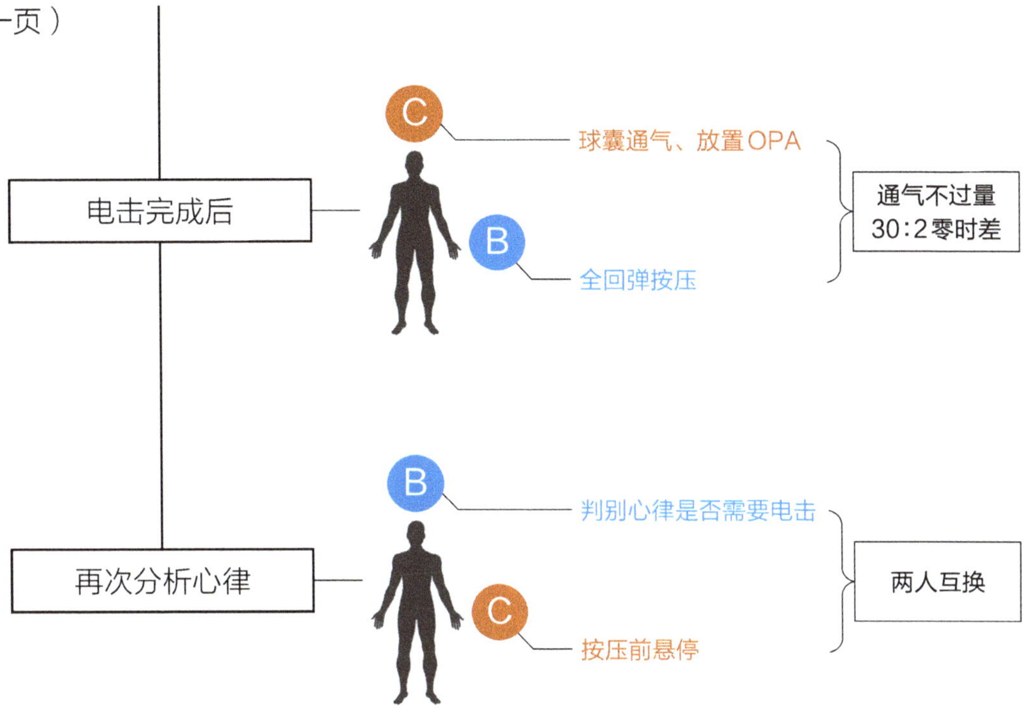
电击完成后
C
球囊通气、放置OPA
B
全回弹按压
通气不过量
30:2零时差
再次分析心律
B
判别心律是否需要电击
C
按压前悬停
两人互换

三人高效能复苏团队基础急救操作

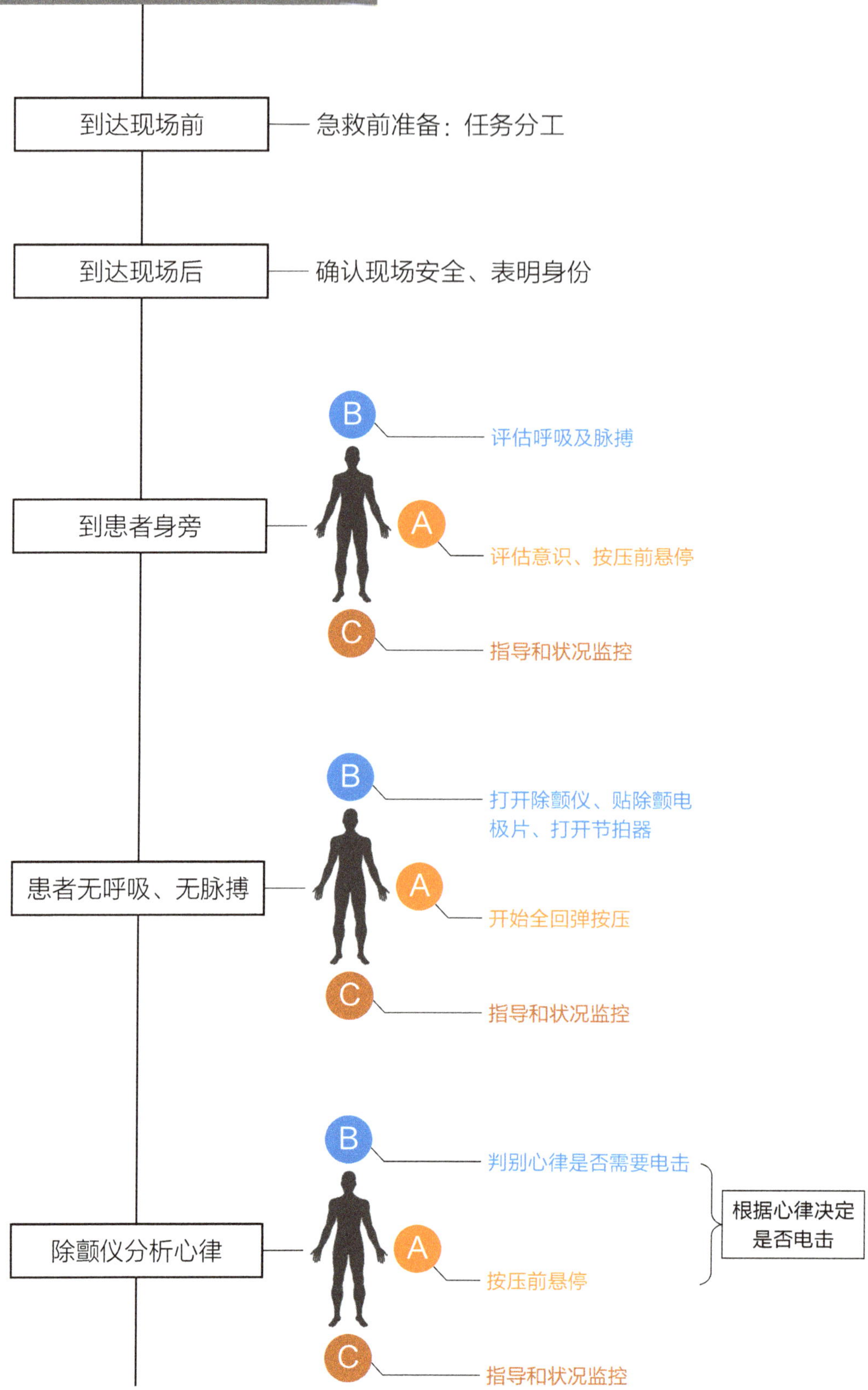

（接续上一页）

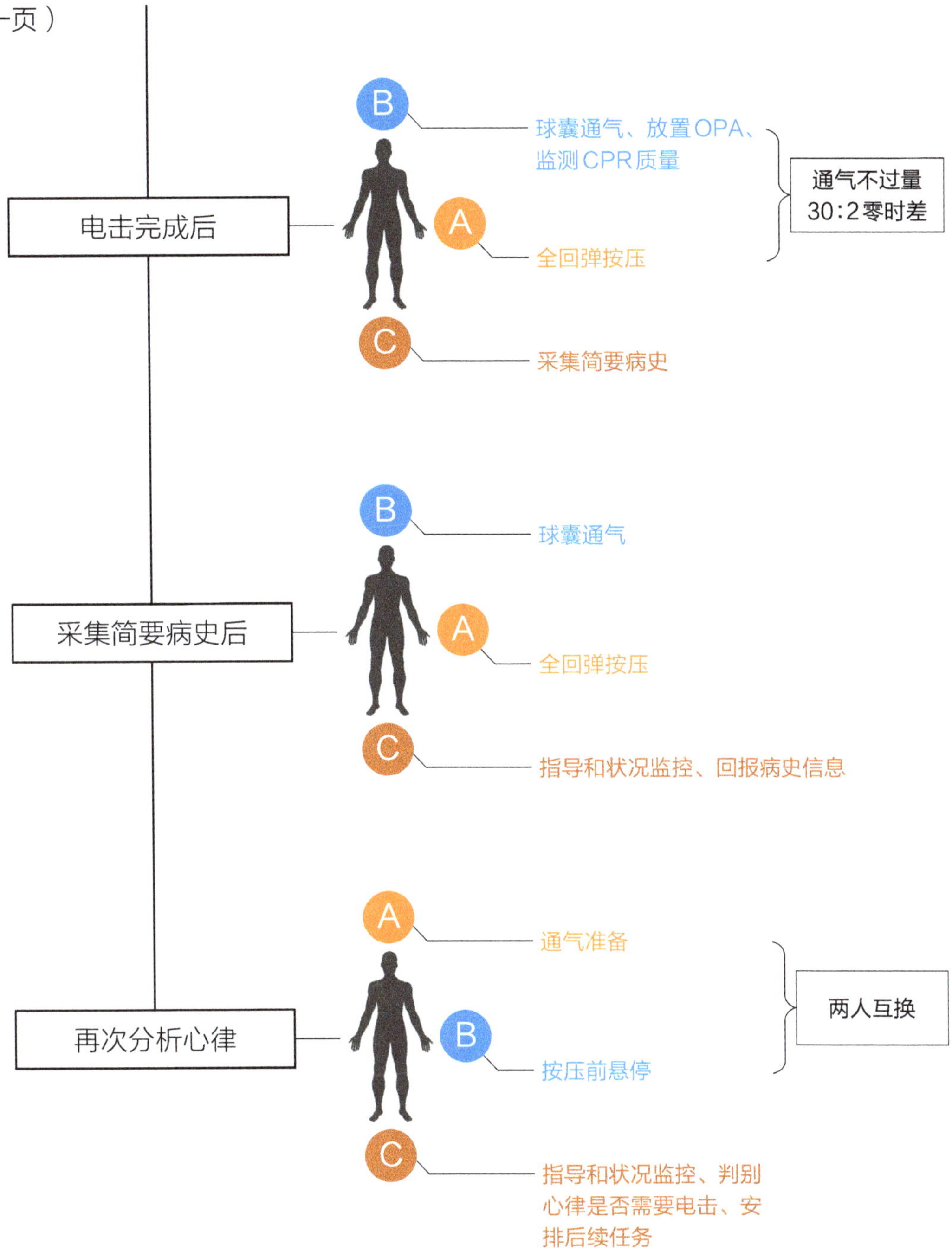
电击完成后
B
球囊通气、放置OPA、监测CPR质量
A
全回弹按压
通气不过量
30:2零时差
C
采集简要病史
采集简要病史后
B
球囊通气
A
全回弹按压
C
指导和状况监控、回报病史信息
再次分析心律
A
通气准备
B
按压前悬停
两人互换
C
指导和状况监控、判别心律是否需要电击、安排后续任务

两人高效能复苏团队进阶急救操作

- 到达现场前 —— 急救前准备：任务分工
- 到达现场后 —— 确认现场安全、表明身份
- 到患者身旁
  - C：评估呼吸及脉搏
  - B：评估意识、按压前悬停
- 患者无呼吸、无脉搏
  - C：打开除颤仪、贴除颤电极片、打开节拍器
  - B：开始全回弹按压
- 除颤仪分析心律
  - C：判别心律是否需要电击
  - B：按压前悬停
  - 根据心律决定是否电击

（接续上一页）

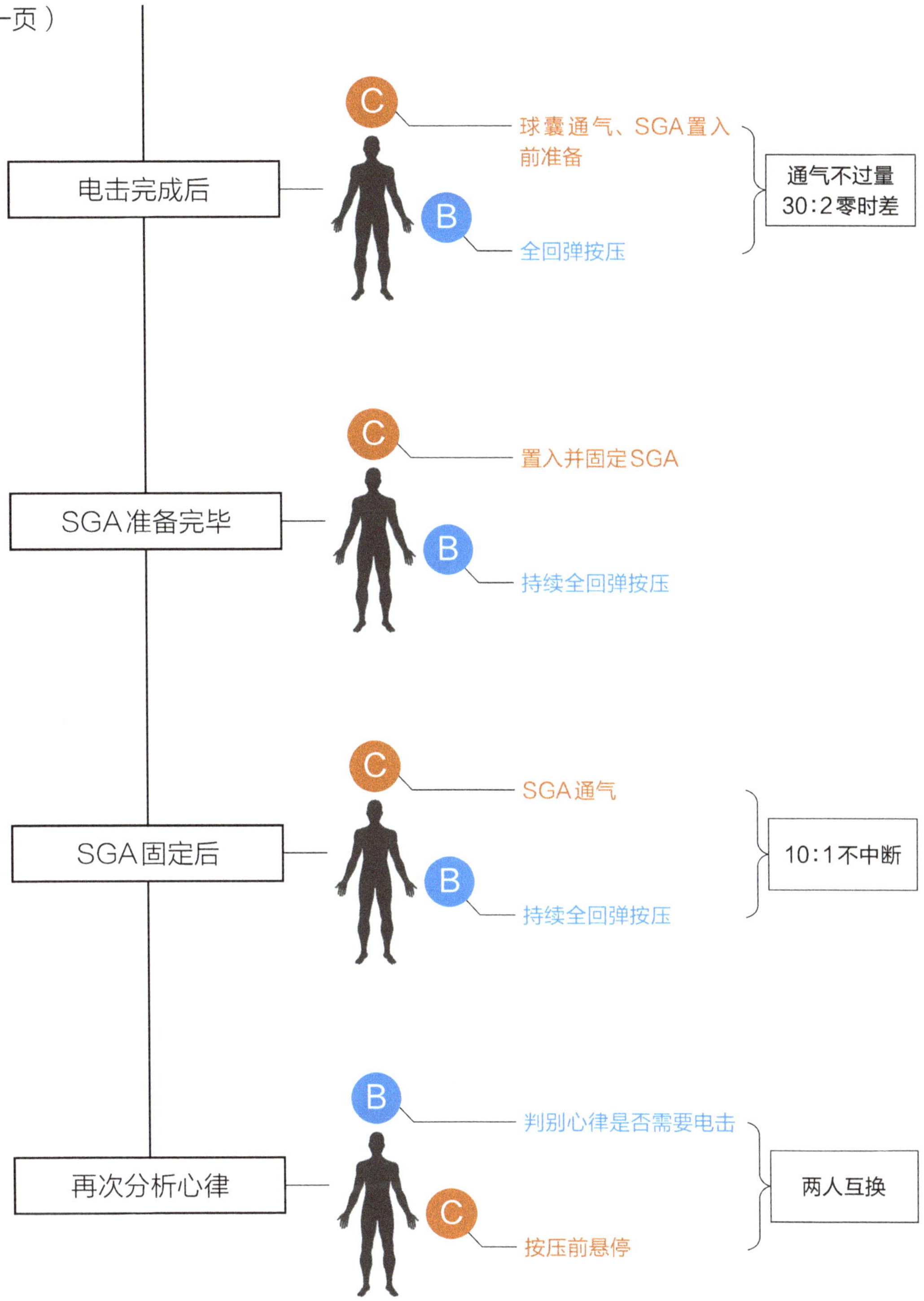
电击完成后
C
球囊通气、SGA置入前准备
B
全回弹按压
通气不过量
30:2零时差
SGA准备完毕
C
置入并固定SGA
B
持续全回弹按压
SGA固定后
C
SGA通气
B
持续全回弹按压
10:1不中断
再次分析心律
B
判别心律是否需要电击
C
按压前悬停
两人互换

三人高效能复苏团队进阶急救操作

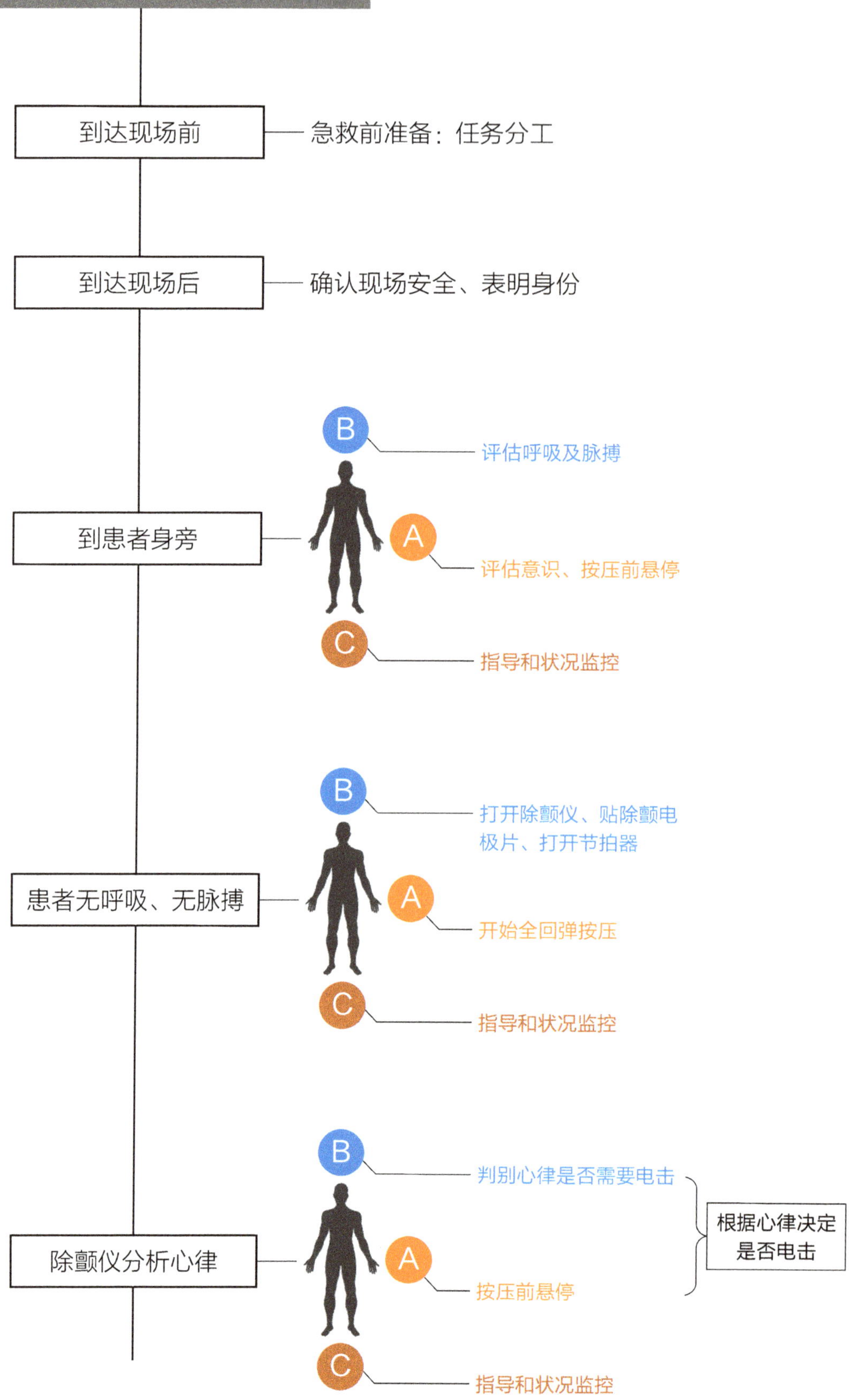

（接续上一页）

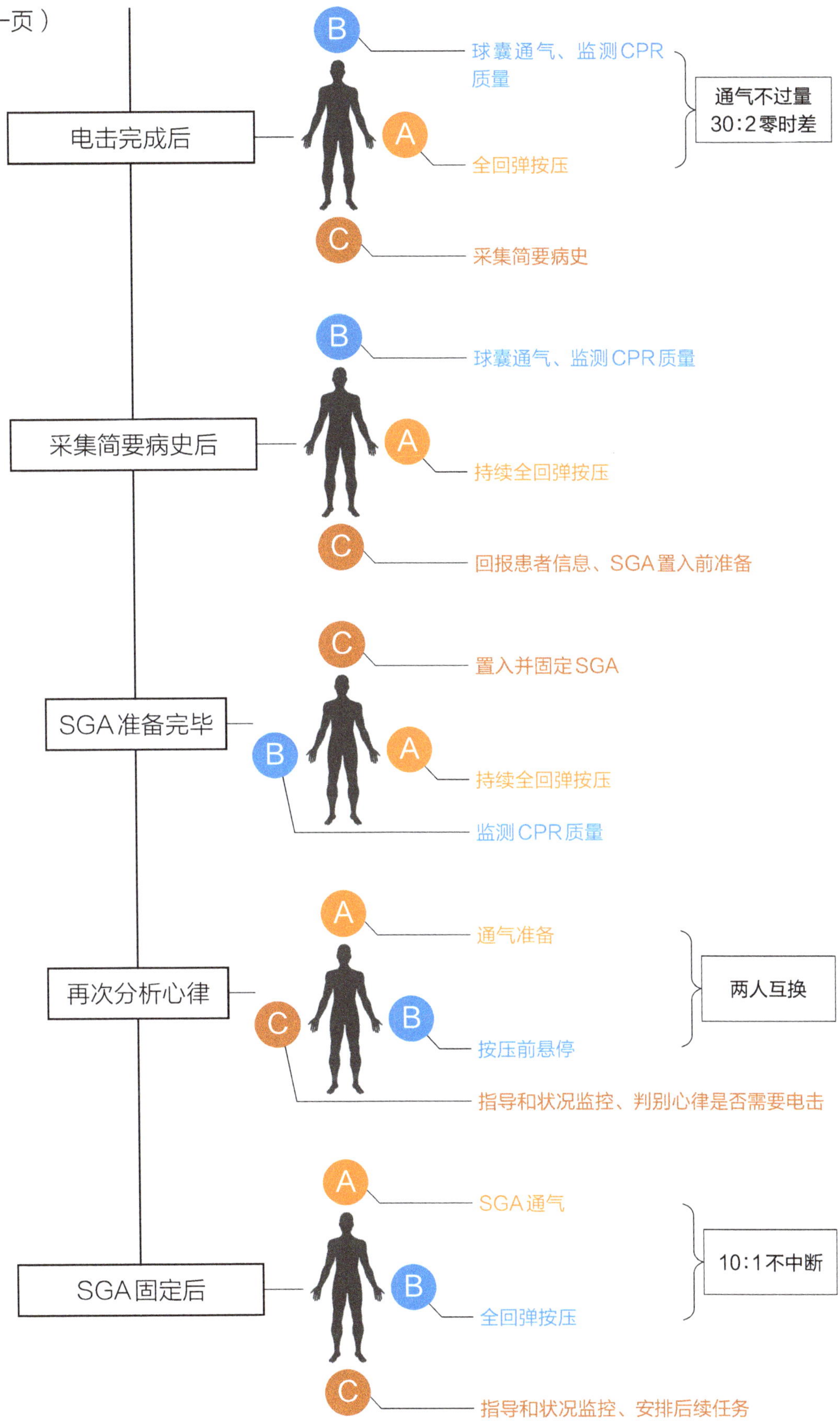
电击完成后
B
球囊通气、监测CPR质量
A
全回弹按压
通气不过量
30:2零时差
C
采集简要病史
采集简要病史后
B
球囊通气、监测CPR质量
A
持续全回弹按压
C
回报患者信息、SGA置入前准备
SGA准备完毕
C
置入并固定SGA
A
持续全回弹按压
B
监测CPR质量
再次分析心律
A
通气准备
B
按压前悬停
两人互换
C
指导和状况监控、判别心律是否需要电击
SGA固定后
A
SGA通气
B
全回弹按压
10:1不中断
C
指导和状况监控、安排后续任务

4.2 附录B　高效能复苏团队操作评核项目

高效能复苏团队基础急救操作评核项目

说明：三人复苏团队基础急救操作，包含置入OPA和使用除颤仪AED模式，由通气者置入OPA。

三人一组，执行3次，每次每位需分别担任以下A、B、C三个角色之一的任务，每次结束后进行角色轮换。此次课程对于高效能急救团队相关的考核项目主要针对团队组长（C）的角色。

（A）HP-CPR™高效能心肺复苏：按压		（B）HP-CPR™高效能心肺复苏：通气+电击
◎ 个人防护（口罩、手套）		◎ 个人防护（口罩、手套）
◎ 评估意识		◎ 检查患者呼吸和脉搏（<10秒）
◎ 按压前去除患者胸前衣物		**除颤仪AED模式执行电击**
◎ 按压前悬停和立即按压		◎ 正确使用电击设备
按压质量考核标准（2分钟）		◎ 贴除颤电极片的位置正确
◎ 按压频率为100~120次/分	≥90%	◎ 贴除颤电极片，完成时间不超过2轮按压
◎ 全回弹情况	≥90%	◎ 贴除颤电极片过程中不影响按压
◎ 按压深度（≥5 cm）	≥85%	◎ 分析心律避免干扰因素
◎ CCF	≥85%	◎ 回报心律可电击或不可电击
◎ 按压报数		◎ 电击过程的安全性
		◎ 电击后立即示意按压
		◎ 打开节拍器

	（B）HP-CPR™高效能心肺复苏：通气+电击
	执行通气
	◎ 检查和回报患者气道情况
	◎ 准备球囊、连接管路和氧气（15 L/min）
	◎ CE手法，达到有效通气
	◎ 通气不过量
	◎ 通气报数
	◎ 放置OPA

（C）HP-TRM™高效能急救团队：组长	
个人防护	◎ 口罩、手套
任务分工	◎ 患者没有意识时的分工和患者有意识时的分工 ◎ 具体落实到每一位组员，分别在以上两个情况下需执行的任务
站位	◎ 在可纵观急救现场的位置
状况监控	◎ 观察急救环境，如设备摆放情况等 ◎ 观察组员急救流程并把控组员的工作负荷，提醒组员下一步操作 ◎ 观察急救质量，即时反馈：提示保持或提出修正 ◎ 预判后续处置，并告知组员
询问病史	◎ 主诉（性质、部位）；发生时长和经过 ◎ 过敏史、用药史、既往史、最后一餐进食情况

高效能复苏团队进阶急救操作评核项目

说明：三人复苏团队进阶急救操作，包含置入SGA和使用除颤仪手动模式，由组长置入SGA。

三人一组，执行3次，每次每位需分别担任以下A、B、C三个角色之一的任务，每次结束后进行角色轮换。此次课程对于高效能急救团队相关的考核项目主要针对团队组长（C）的角色。

（A）HP-CPR™高效能心肺复苏：按压		（B）HP-CPR™高效能心肺复苏：通气+电击
◎ 个人防护（口罩、手套）		◎ 个人防护（口罩、手套）
◎ 评估意识		◎ 检查患者呼吸和脉搏（<10秒）
◎ 按压前去除患者胸前衣物		**除颤仪手动模式执行电击**
◎ 按压前悬停和立即按压		◎ 正确使用电击设备
按压质量考核标准（2分钟）		◎ 贴除颤电极片的位置正确
◎ 按压频率为100~120次/分	≥90%	◎ 贴除颤电极片，完成时间不超过2轮按压
◎ 全回弹情况	≥90%	◎ 贴除颤电极片过程中不影响按压
◎ 按压深度（≥5 cm）	≥85%	◎ 分析心律避免干扰因素
◎ CCF	≥85%	◎ 回报心律可电击或不可电击
◎ 按压报数		◎ 电击过程的安全性
		◎ 充电和电击后立即示意按压
		◎ 打开节拍器

	（B）HP-CPR™高效能心肺复苏：通气+电击
	执行通气
	◎ 检查和回报患者气道情况
	◎ 准备球囊、连接管路和氧气（15 L/min）
	◎ CE手法，达到有效通气
	◎ 通气不过量
	◎ 通气报数

（C）HP-TRM™高效能急救团队：组长

个人防护	◎ 口罩、手套
任务分工	◎ 患者没有意识时的分工和患者有意识的分工 ◎ 具体落实到每一位组员，分别在以上两个情况下需执行的任务
站位	◎ 在可纵观急救现场的位置
状况监控	◎ 观察急救环境，如设备摆放情况等 ◎ 观察组员急救流程并把控组员的工作负荷，提醒组员下一步操作 ◎ 观察急救质量，即时反馈：提示保持或提出修正 ◎ 预判后续处置，并告知组员
询问病史	◎ 主诉（性质、部位）；发生时长和经过 ◎ 过敏史、用药史、既往史、最后一餐进食情况
置入SGA	◎ SGA放置前评估：问或评估是否存在禁忌证；目测患者体型，选取正确尺寸 ◎ SGA物品准备和润滑SGA ◎ 成功置入SGA：置管深度正确，执行通气测试 ◎ 固定SGA和连接管路

www.ingramcontent.com/pod-product-compliance
Lightning Source LLC
LaVergne TN
LVHW070623061026
849580LV00019B/2965
* 9 7 8 7 5 4 7 8 6 7 9 5 2 *